A FUNÇÃO DO VÍNCULO
NO TRABALHO COM TRAUMA

Editora Appris Ltda.
1.ª Edição - Copyright© 2022 da autora
Direitos de Edição Reservados à Editora Appris Ltda.

Nenhuma parte desta obra poderá ser utilizada indevidamente, sem estar de acordo com a Lei nº 9.610/98. Se incorreções forem encontradas, serão de exclusiva responsabilidade de seus organizadores. Foi realizado o Depósito Legal na Fundação Biblioteca Nacional, de acordo com as Leis nºs 10.994, de 14/12/2004, e 12.192, de 14/01/2010.

Catalogação na Fonte
Elaborado por: Josefina A. S. Guedes
Bibliotecária CRB 9/870

L378f
2022
	Lauriano, Cecília
	    A função do vínculo no trabalho com trauma / Cecília Lauriano.
	- 1. ed. - Curitiba: Appris, 2022.
	    111 p. ; 21 cm. – (Multidisciplinaridade em saúde e humanidades).
	
	    Inclui bibliografia.
	    ISBN 978-65-250-2507-0
	
	    1. Trauma psíquico. 2. Trabalho. 2. Psicoterapia. I. Título. II. Série.
	
	    CDD – 155.935

Livro de acordo com a normalização técnica da ABNT

Appris
editora

Editora e Livraria Appris Ltda.
Av. Manoel Ribas, 2265 – Mercês
Curitiba/PR – CEP: 80810-002
Tel. (41) 3156 - 4731
www.editoraappris.com.br

Printed in Brazil
Impresso no Brasil

Cecília Lauriano

A FUNÇÃO DO VÍNCULO
NO TRABALHO COM TRAUMA

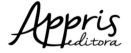

FICHA TÉCNICA

EDITORIAL	Augusto V. de A. Coelho
	Marli Caetano
	Sara C. de Andrade Coelho
COMITÊ EDITORIAL	Andréa Barbosa Gouveia - UFPR
	Edmeire C. Pereira - UFPR
	Iraneide da Silva - UFC
	Jacques de Lima Ferreira - UP
ASSESSORIA EDITORIAL	Raquel Fuchs
REVISÃO	Andréa L. Ilha
PRODUÇÃO EDITORIAL	Romão Matheus
DIAGRAMAÇÃO	Yaidiris Torres
CAPA	Eneo Lage
COMUNICAÇÃO	Carlos Eduardo Pereira
	Débora Nazário
	Karla Pipolo Olegário
LIVRARIAS E EVENTOS	Estevão Misael
GERÊNCIA DE FINANÇAS	Selma Maria Fernandes do Valle

COMITÊ CIENTÍFICO DA COLEÇÃO MULTIDISCIPLINARIDADES EM SAÚDE E HUMANIDADES

DIREÇÃO CIENTÍFICA	**Dr.ª Márcia Gonçalves (Unitau)**
CONSULTORES	Lilian Dias Bernardo (IFRJ)
	Taiuani Marquine Raymundo (UFPR)
	Tatiana Barcelos Pontes (UNB)
	Janaína Doria Líbano Soares (IFRJ)
	Rubens Reimao (USP)
	Edson Marques (Unioeste)
	Maria Cristina Marcucci Ribeiro (Unian-SP)
	Maria Helena Zamora (PUC-Rio)
	Aidecivaldo Fernandes de Jesus (FEPI)
	Zaida Aurora Geraldes (Famerp)

A todos aqueles que vêm, de alguma forma, buscando reencontrar a si mesmos para além daquela dor que os acometeu...

AGRADECIMENTOS

Agradeço à vida, em seu aspecto mais generoso, que sempre me traz grandes mestres para apontar o bom caminho.

Desses grandes mestres a quem estendo essa profunda gratidão, gostaria de começar agradecendo à minha querida professora Liana Netto, que, com sua generosidade, sua amorosidade e congruência, vem me fazendo compreender o terrível e o incrível do trauma em seus tão diversos desfechos.

Agradeço a todos os mestres que me afetaram durante minha jornada e, em especial, a dois deles — que hoje gozo da alegria de ter como amigos: Khalis Chacel, que me deu a meditação como base, e Stephen Paul Adler, que foi o primeiro a me falar sobre o olhar gentil para consigo mesmo e, também, por ter me apresentado à Focalização e a diversas escolas de trauma, às quais passei a me dedicar.

Agradeço à Ann Weiser Cornell, pelo desenvolvimento da Focalização do Relacionamento Interior, estrada que vem me levando para os caminhos de transformação por meio da aceitação, compaixão e gentileza, e que me devolve porções de mim perdidas no tempo e no espaço, e, consequentemente, daqueles que encontro em meus atendimentos e cursos.

Agradeço a Peter Levine, sua linda obra nos caminhos da fisiologia do trauma e toda a escola que se formou no mundo por meio disso.

Agradeço a Eugene Gendlin, pela criação da Focalização e por todas as portas que se abriram pela conversa com nosso velho sábio: o corpo.

Agradeço à vida e à obra de Carl Jung, que, de forma tão genial, vêm nos conduzindo pelos mistérios da alma e da psique.

E agradeço à minha família, pais e irmãos, pela vida e, assim, pela oportunidade de escrever minha história, uma história cada vez mais linda após a chegada de meu companheiro, Ricardo, e de nosso filho, Valentim, que me ensina, todos os dias, um pouco mais sobre amor, aceitação e gentileza.

Muito obrigada.

Conheça todas as teorias, domine todas as técnicas, mas, ao tocar uma alma humana, seja apenas outra alma humana.

(Carl Gustav Jung)

APRESENTAÇÃO

Ser uma pessoa que escolhe, como profissão, estar em contato com a dor humana não é uma tarefa fácil. Penso que nunca saberemos se escolhemos isso ou se fomos escolhidos por isso, pois profissionais da saúde (em especial, terapeutas, psicólogos, socorristas, médicos, enfermeiros e demais profissionais que, de alguma maneira, fazem-se presentes na cena do trauma) geralmente carregam em si mesmos as dores que, muitas vezes, desejam curar no outro. Dessa forma, então, o trauma é um objeto de estudo e fascínio ao longo de toda uma vida.

O trauma é uma das causas do sofrimento humano mais mal compreendidas de nossas vidas. Durante muito tempo, atribuiu-se o processo de traumatização exclusivamente a experiências de vida de ordem extraordinária, tais como assaltos, sequestros, abusos, violências, desastres naturais, lutos, entre outros. Desse modo, excluíram-se, assim, do *hall* dessas experiências, os traumas de desenvolvimento e eventos diversos que podem não ser classificados como extraordinários, mas que têm o poder de quebrar a alma daquele que o viveu, por exemplo: ser esquecido, dia após dia, na escola, sem ninguém chegar no tempo e sentindo, ainda muito precocemente, que não tinha importância suficiente para ser lembrado e considerado.

O avanço das neurociências vem trazendo um florescimento para as diversas escolas psicoterapêuticas no mundo, e, cada vez mais, vai ficando claro que o processo de traumatização não pode ser definido pelo evento vivido, mas sim pela forma como o evento foi vivido. O que também implica em descobrir se o trauma foi processado ou não pelo organismo do indivíduo que o viveu, tornando o processo de traumatização pessoal, singular e diretamente ligado à quantidade de recursos e resiliência disponíveis ao indivíduo diante de seus desafios de vida.

Viver experiências de trauma não é uma sentença equivalente a ficar traumatizado, porém pode gerar muitas formas de se existir após essa travessia. É sobre esses diversos possíveis desfechos que precisamos conversar, pois o trauma exerce sobre nós a pressão evolutiva da vida e, para além da dor e da doença que ele pode gerar, quando curado, é ele também o responsável pelo crescimento evolutivo que sua pressão carrega.

Se viver uma ou diversas experiências desafiantes na vida, que podemos chamar de traumas, não significa necessariamente ficar traumatizado, "o que determina, então, a traumatização?" – talvez você esteja se perguntando. A minha resposta tem a ver com tudo que contém neste livro, pois trauma é tudo aquilo que, de certa forma, gerou ruptura ou paralisia em nós e, após o término da vivência que gerou a tal ruptura ou paralisia, não recebeu o suporte, o apoio ou os recursos necessários para que aquilo que foi rompido pudesse ser reintegrado, ou aquilo que foi paralisado/bloqueado pudesse voltar a seguir adiante. Assim, em última instância, trauma que se torna traumatização tem a ver também com desamparo, com a falta de uma testemunha empática que nos auxilie a sair da traumatização, sendo esse um grande elemento para que ela, a traumatização, se instale.

Uma vez que o processo de traumatização se instala, consequências chegam com ele, sendo o transtorno de estresse pós-traumático apenas um dos desfechos possíveis (e não o único). Cada vez mais se compreende que traumas não processados estão na base dos transtornos mentais e das doenças psicossomáticas.

Compreender o processo de traumatização à luz dos avanços da Neurociência e de que forma podemos apoiar o organismo a processar essas experiências é nossa tarefa, uma vez que vai ficando claro que a falta de suporte e apoio é um dos elementos-chave para o processo de traumatização — e ele também é o mesmo elemento-chave para o processo de "destraumatização".

Precisamos compreender que, como mamíferos sociais, precisamos uns dos outros, como espécie e como bando. Por isso, estar junto ante a dor parece apresentar elementos sem precedentes para o organismo liberar do corpo os resíduos de experiências presas, que se tornam responsáveis pelos diversos desfechos dolorosos de traumas não curados em nossa saúde e nosso funcionamento.

O vínculo está na base de um tratamento bem-sucedido de trauma, e compreender de que forma incluí-lo em nossas práticas clínicas e de atendimento é o mistério que convido você a, comigo, desvendar.

PREFÁCIO

A função do vínculo no trabalho com trauma

Trauma e vínculo são dois componentes intrínsecos à vida, ambos inevitáveis e indispensáveis à evolução, seja quando somos instados, para sobreviver, a fazer nascer em nós algo maior que o desafio que nos encontra; seja quando somos instados a nos conectar com algo maior que nós, para crescer por meio da força inovadora que o comportamento cooperativo e associacionista oferece.

Podemos dizer que esses dois componentes estão inversamente correlacionados de forma significativa: quanto maior nossa habilidade de nos sentir pertencentes (ao mundo natural e relacional que coexiste em nós e conosco), de construir e confiar em uma rede de apoio saudável e nutritiva, e de corregular diante de estados emocionais intensos por meio do vínculo, maior proteção teremos frente às experiências potencialmente traumáticas, endereçando-as ao que os teóricos do trauma chamam de crescimento pós-traumático (NEMEROFF *et al.*, 2006). Ou seja, vínculo é o sistema herdado pela evolução natural que nos confere imunidade ante aos traumas.

Por outro lado, quanto mais traumatizados estivermos, menor capacidade teremos de confiar e sustentar conexões com nossos próprios corpos e sentires e com nossos pares. E o estado de profunda fragmentação resultante da traumatização é, normalmente, um fator fortemente relacionado a situações de violência – não apenas como consequência desta, mas também como *causa*, construindo verdadeiras *cadeias*, nas duas acepções da palavra: enquanto aprisionamento em padrões comportamentais, fisiológicos, relacionais e emocionais fixos, disfuncionais e desancorados do presente, e enquanto elo de perpetuação de comportamentos violentos, principalmente aqueles transmitidos intergeracionalmente.

O vínculo, nesses contextos, torna-se uma experiência de "vertigem" para os sujeitos afetados, gerando ao mesmo tempo medo e anseio e se apresentando como a grande pedra angular da clínica psicoterápica, ou o seu "calcanhar de Aquiles".

O terapeuta precisa estar habilitado a se tornar uma "placenta" continente para a criação de ambientes seguros, e para tanto: habilitado a fazer travessias por entre territórios de desconfiança, desesperança e desconexão, sustentando essas travessias com sua própria presença. E é evidente, mas nem sempre tão óbvio, que um terapeuta não será capaz de instigar e habitar um corpo de relação se ele não for capaz de habitar seu próprio corpo físico e emocional. Não irá instilar vínculos seguros se não for capaz de acessar estados fisiológicos suficientemente calmos diante das tormentas e dos tormentos, e se não tiver feito honestamente as travessias de seus próprios pântanos.

Por isso, parafraseando Pat Ogden (2015), terapia pode ser considerada como uma dança... de risco... tanto para o cliente, quanto para o terapeuta.

E vínculo pode ser considerado o "ambiente" em que qualquer técnica consegue ser executada ou pode ficar inviabilizada, por mais elegante que seja. É o processo meta-terapêutico, que requer um contínuo monitoramento das afetações internas ao terapeuta enquanto ele acompanha o campo de afetações interpessoais, frequentemente tão caóticas e inesperadas quanto a própria natureza do trauma. Nesse delicado processo, desregulações podem dar passagem a experiências de corregulações, que, por sua vez, vão servir como insumo e referência para a competência da autorregulação – afinal, toda autorregulação é a internalização das funções *vividas* na corregulação.

Este livro reflete teoricamente acerca desse componente tão fundamental da psicoterapia – o vínculo – e paradoxalmente ainda pouco explorado. Cecília também nos brinda com dois casos clínicos que bem ilustram os conceitos na prática, ajudando a criar janelas de visibilidade ao que, na verdade, é o cotidiano do trabalho de reparação do trauma psicológico.

Um livro escrito com palavras de muita gentileza e com o tecido da experiência pessoal e profissional da autora.

Desfrutem e multipliquem: definimo-nos enquanto espécies pelo vínculo, construímo-nos no vínculo, e reformamo-nos por meio dele. O vínculo é a verdadeira revolução pela qual anseia a humanidade.

Doutora Liana Netto

REFERÊNCIAS

NEMEROFF, C.B.; BREMNER, J.D.; FOA, E.B.; MAYBERG, H.S.; NORTH, C.S.; STEIN, M.B. Review Posttraumatic stress disorder: A state-of-the-science review. **Journal of Psychiatric Research,** [s. l.], v. 40, 2006, p. 1–21.

OGDEN, P.; FISHER, J. **Sensorimotor Psychoterapy**. NY: Norton Series, 2015.

SUMÁRIO

1
INTRODUÇÃO 19
1.1 DEFINIÇÃO DO PROBLEMA 21
1.2 OBJETIVOS 22
1.2.1 Objetivo Geral 22
1.2.2 Objetivos específicos 22
1.3 JUSTIFICATIVA 22

2
REVISÃO DE LITERATURA 27
2.1 TRAUMA E TRAUMATIZAÇÃO 27
2.2 O TRABALHO COM TRAUMA 31
2.3 O VÍNCULO 34

3
MÉTODOS E PROCEDIMENTOS 49
3.1 DELINEAMENTO 49
3.2 SUJEITOS DA PESQUISA 50
3.2.1 Anna 1 50
3.2.2 Anna 2 51
3.3 DESCRIÇÃO DAS PRINCIPAIS TÉCNICAS UTILIZADAS 53

4
RESULTADOS 57
4.1 RELATÓRIO DOS ATENDIMENTOS CLÍNICOS 57
4.1.1 Caso Anna 1 – Um milagre de Natal 57
4.1.2 Caso Anna 2 – Uma bebê que se sentia astronauta 71

5 DISCUSSÃO 81

6 CONCLUSÃO 97
  6.1 AUTOAVALIAÇÃO 99
  6.2 LIMITAÇÕES DA PESQUISA 100

REFERÊNCIAS 109

1

INTRODUÇÃO

O trabalho com trauma, dentro da perspectiva da Psicotraumatologia, propõe uma interlocução profunda e vivencial entre os aspectos psicodinâmicos de nossa natureza psíquica, com bases na Psicologia Analítica, desenvolvida por Carl G. Jung, e os aspectos fisiológicos de nossas naturezas biológica, corporal e instintiva, com bases na Experiência Somática®, abordagem naturalista desenvolvida pelo neurocientista Peter Levine.

No constructo da Psicologia Analítica, encontraremos o mapa da psique, da alma humana, em especial a maneira como esse mapa é navegado na relação analista-cliente. Na Experiência Somática®, encontraremos o mapa da fisiologia do trauma e de que forma compreender e tocar essa fisiologia possibilitará ao indivíduo transcender os sintomas presentes em seu corpo e sua alma.

Para que essa compreensão seja alcançada, o indivíduo que a isso se habilita encontrará a tarefa de compreender os manejos do trabalho com trauma, não somente por meio de estudos das técnicas e teorias referentes ao tema, mas também por sua própria jornada interior, em suas vivências de trauma e seus desfechos em si mesmo, para que, por meio disso, possa apoiar outras pessoas.

Os terapeutas, conforme defende Peter Levine (2012, p. 51):

> [...] precisam aprender, com seus encontros bem-sucedidos com os próprios traumas, a estar presentes com os pacientes. É por essa razão que a cura do trauma deve necessariamente envolver a consciência do corpo, vivo, sensível, sabedor, tanto no paciente quanto no terapeuta.

É exatamente nesse ponto da presença do terapeuta com seus clientes, destacada por Peter Levine, e a partir da necessidade de que essa presença seja estabelecida na consciência do corpo, vivo, sensível, "sabedor", que entra a reflexão sobre a função do vínculo na clínica – objeto de estudo deste trabalho, apresentando, também, sua aplicação com clientes que sofreram traumatização.

Define-se vínculo aquilo que tem capacidade de ligar, unir, atar uma coisa a outra (VÍNCULO, 2020), também entendido como o que se refere à conexão com outro indivíduo, relacionamento, e que possibilite segurança nessa conexão. Rivière (2007, p. 31) entende que "o vínculo é um conceito instrumental em psicologia social que assume uma determinada estrutura e que é manejável operacionalmente". Bowlby (2006 apud MONTEIRO, 2010, s/p, grifo nosso) defende que a necessidade de figuras de apego que proporcionem uma base segura "**não se limita absolutamente às crianças**".

Embora historicamente exista uma separação conceitual entre mente e corpo, vivida até mesmo na própria Psicologia, veremos, nesta reflexão, que também encontraremos o apoio teórico de Jung (1984), no preciso reconhecimento da conexão presente entre mente e corpo, um caminho possível de presença e vínculo, e, então, para os consequentes manejos de conteúdo em nós e em nossos clientes.

> A alma humana vive unida ao corpo, numa identidade indissolúvel, por isto só artificialmente é que se pode separar a psicologia dos pressupostos básicos da biologia, e como esses pressupostos biológicos são válidos não só para o homem mas também para todo o mundo dos seres vivos, eles conferem aos fundamentos da ciência uma segurança que supera os do julgamento psicológico que só tem valor na esfera da consciência (JUNG, 1984, p. 51).

A compreensão vivencial desse saber biológico destacado por Jung, existente em cada indivíduo, dará ao "saber consciente" os fundamentos necessários para o encontro, saudável e presente, do terapeuta em si mesmo e, então, com seu cliente. A partir desse encontro terapeuta-cliente, dentro de um vínculo presente e seguro, criam-se as condições para o encontro interno do cliente, pois ele sentirá, nessa presença segura, a possibilidade de fazer sua jornada heroica em si mesmo, em suas feridas e potências.

O terapeuta que não encontra em si mesmo a relação direta, o vínculo, entre corpo e alma, corpo e psique, e de que maneira o trauma, em sua própria biografia, pode ter cindido essa relação, dificilmente conseguirá estabelecer um contato presente e efetivo, em sua clínica, que possibilite ao indivíduo, por ele acompanhado, restaurar e reparar feridas advindas da traumatização.

Neste ponto, já podemos observar que os sucessivos encontros, internos e externos, permearão todo o trabalho com trauma. Embora alma e corpo sejam indissolúveis, conforme Jung nos diz, é exatamente na separação, na cisão, na ruptura, que reside a ferida da traumatização – seja essa ruptura física, emocional ou psíquica. Se é na ruptura que reside a ferida, é no reencontro, na integração, no vínculo que repousa a possibilidade da cura. Esse reencontro ocorre, também, a partir do relacionamento cliente-terapeuta, possibilitando o renascer das condições necessárias à cicatrização e de novas formas de ser e existir.

Compreender esse vínculo que nasce da relação terapeuta-cliente, a partir de um terapeuta que encontra, em si mesmo, a relação direta entre corpo e alma, como uma função fundamental e determinante ao processo terapêutico – e não apenas como um item existente do processo terapêutico – é a questão deste trabalho.

O que veremos neste livro é que o processo terapêutico orientado ao trabalho com trauma será mais ou menos bem-sucedido de acordo com a utilização do vínculo consciente e consistente proporcionado pelo terapeuta.

1.1 DEFINIÇÃO DO PROBLEMA

Quais critérios e evidências empíricas demonstram a função do vínculo como fator fundamental e determinante no processo psicoterapêutico orientado para o trabalho com trauma?

1.2 OBJETIVOS

1.2.1 Objetivo geral

O objetivo geral deste livro é investigar, explorar e demonstrar a função do vínculo dentro do trabalho com trauma.

1.2.2 Objetivos específicos

(I) explorar e investigar os fatores que determinam trauma e traumatização;
(II) investigar quais os caminhos de saída de uma traumatização;
(III) explicitar a função técnica do vínculo no trabalho com trauma; e
(IV) identificar de que maneira o trabalho interno do terapeuta reflete-se no vínculo para o trabalho com trauma e traumatização.

1.3 JUSTIFICATIVA

Todos os dias, pessoas do mundo inteiro sofrem traumas repentinos e inesperados – um ferimento, uma perda, uma agressão (de diversas ordens), acidentes, ataques, traições e muitos outros eventos que podemos compreender como experiências potencialmente traumáticas. Estar vivo pressupõe enfrentar desafios, traumas e, consequentemente, desenvolver a capacidade de sobreviver e se adaptar a eles. Diante disso, podemos considerar que todo ser humano já sofreu uma experiência potencialmente traumática, mas não necessariamente uma traumatização, como será exposto a seguir.

Embora, muitas vezes, trauma seja entendido como um evento terrível, de ordem extraordinária, vamos observar que é comum e ordinário na vida e que, também, tem uma importante função na formação do indivíduo e de suas capacidades de responder aos desafios da vida. Os traumas são também oportunidades de crescimento e desenvolvimento inerentes à vida, conforme bem observa Rodrigues Netto (2016, p. 130, grifo nosso):

> Sofrer uma experiência traumática não é o terrível da nossa biografia: o trauma é uma experiência intrínseca à vida, e também a força propulsora para o nosso desenvolvimento, um convite à criação de recursos resilientes, e aos impulsos formativos da personalidade. Portanto, viver um trauma não é equivalente a uma subsequente traumatização, como demonstram os estudiosos do Crescimento Pós-traumático (Nemeroff et al., 2006). **O terrível da vida está em não ter a chance de reparação** das disfunções provocadas pelo trauma e de retorno a um estado basal de segurança e homeostasia.

Atravessar a situação desafiante ou ficar ferido, até mesmo devastado, por ela é o limiar entre uma situação de estresse (desafios/trauma) e a traumatização.

Quando esses eventos ou desafios ocorrem rápido demais, de forma demasiadamente intensa, em época precoce, de forma que não seja possível, por meio das próprias forças ou da ajuda de alguém, nem com as capacidades disponíveis à época do(s) evento(s), absorver, lidar e transcender os efeitos dessas vivências — e, assim, retornar ao estado basal de segurança e homeostasia do organismo —, e, além disso, não encontrar a oportunidade de reparação dessas "impossibilidades", esse é o terrível da vida, e é aí que reside a traumatização.

Em outras palavras, traumatização é o resultado de viver um evento que trouxe um desafio maior do que o organismo era capaz de processar, deixando, então, resíduos da experiência e rupturas em nós.

Tendo em vista que a traumatização é uma ruptura do senso de segurança e integralidade, um rompimento dos limites (que não suportaram a quantidade de carga gerada pelo evento traumático), receber suporte e apoio de alguém – que, com sua presença, traga um senso de segurança para o indivíduo que passou pela vivência traumática, podendo esse indivíduo sentir que o perigo já passou, que o evento traumático terminou e que, assim, o corpo, agora em segurança, pode descarregar todo o estresse gerado e vivido para responder ao evento traumático – será um fator determinante para a traumatização ou para simplesmente ter passado por uma experiência traumática sem ter ficado traumatizado. Por isso, o desamparo será outro fator fundamental para a traumatização ou não.[1]

> O trauma acontece quando o organismo é forçado além de sua capacidade adaptativa para regular estados de ativação. **O sistema nervoso (traumatizado) se desorganiza,** falha e não consegue se recompor. Isto se manifesta em uma fixação global, em uma perda importante na capacidade rítmica de auto regulação da ativação, que orienta, permite estar no presente, e fluir na vida (FHE, 2007, p. 6, grifo nosso).

Podemos observar que o sistema nervoso da pessoa que viveu o trauma é "quem" precisa ser "informado" de que o perigo passou para promover as descargas necessárias à autorregulação. O sistema nervoso precisa sentir essa informação no ambiente, e, por isso, o sentir que o perigo já passou faz-se necessário. O sistema nervoso processa essa informação por meio da percepção sentida e não somente da percepção racional. Assim, não adiantará um saber consciente, racional, a respeito do término do evento, se o indivíduo não sentir, dentro de si mesmo, que isso acabou, e que agora está seguro — pois, como veremos no presente trabalho, a traumatização ocorre quando o evento "não acaba" dentro do indivíduo.

Sendo assim, reencontrar *o que* ou *aquilo* que não pôde se completar (seja uma resposta de sobrevivência como luta ou fuga incompleta, seja uma saída de um estado de congelamento e dissociação, devido à vivência de um trauma, retornando, assim, ao estado original de equilíbrio homeostático, ou seja até mesmo não completar um processo de desenvolvimento — que não se completou pela falta um vínculo seguro) é a *jornada do trabalho de renegociação de experiências traumáticas*, que será amplamente explicitada no presente trabalho.

---

[1] Fala da professora Liana Rodrigues Netto, durante o curso de formação em Psicotraumatologia Junguiana do Instituto Junguiano da Bahia e Fundação Bahiana para o Desenvolvimento das Ciências, na aula de 27 de abril de 2019.

Sabe-se que o contato com outro ser humano, o qual apoie e oportunize o encontro dos recursos que faltaram para lidar com o evento traumático, será primordial para a realização bem-sucedida dessa jornada. Profissionais que trabalham com saúde serão os agentes convocados a acompanhar as jornadas que possibilitem esse retorno, essa completude, essa integração, e a liberação do que ficou fixado pelo trauma.

O ser humano, como mamífero social, encontra nas relações e no vínculo seguro com o outro de sua espécie a oportunidade de autorregulação e equilíbrio homeostático (PORGES, 2012). Assim, compreender como o vínculo atua diretamente nisso é necessário e fundamental para o processamento de experiências traumáticas, em especial por meio da sintonia biológica. Conforme destacado por Levine, a sintonia biológica é a base para a ressonância terapêutica, e o vínculo seguro será o ambiente que possibilitará a criação dessas condições:

> A sintonia biológica postural também é a base para a "ressonância terapêutica" que é fundamental para que se possa ajudar as pessoas a se curar de traumas. Um terapeuta que não tenha consciência de como seu corpo reage (isto é, ressoa) ao medo, à raiva, ao desamparo e à vergonha em outra pessoa não será capaz de conduzir seus pacientes através do rastreamento de suas sensações e ajudá-lo a navegar de forma segura pelas águas às vezes traiçoeiras (embora terapêuticas) das sensações traumáticas (LEVINE, 2012, p. 51).

Para completar, cabe lembrar a pequena e brilhante frase que abre o prefácio do livro *The Heart of Trauma – Healing the Embodied Brain in the Context of Relationships* (*O coração do trauma – Curando o cérebro corporificado no contexto dos relacionamentos*), de Bonnie Badenoch, de 2016, escrita por Stephen Porges, criador da Teoria Polivagal, que diz: *"Safety is treatment"* ("Segurança é tratamento", tradução nossa). Propiciar segurança é exatamente uma das funções primordiais do vínculo. Propiciar segurança é o tratamento.

2

REVISÃO DE LITERATURA

2.1 TRAUMA E TRAUMATIZAÇÃO

Buscar a compreensão a respeito de trauma e traumatização convida-nos à adoção de uma visão aberta e ampla para a apreciação do tema, uma visão que forneça ao terapeuta os recursos e as condições mais favoráveis para o trabalho com ele. Primeiramente, no entanto, faz-se necessário observar uma importante diferenciação entre trauma e traumatização. Embora vejamos, na escrita de diversas literaturas sobre a temática, a palavra "trauma" sendo usada no lugar do processo de traumatização, essa distinção, mesmo que indireta, é importante para compreender os "mistérios" do trauma e da traumatização.

Compreender essa diferenciação criará a possibilidade de recepcionar o que é chamado de trauma — seja em nossas vidas, seja na vida daqueles que buscam atendimento —, não somente e apenas como o que de pior ou mais difícil foi vivido, mas também como parte integrante da existência, e que carrega, em si, uma função bastante importante de nossa construção como sujeito humano.

Conforme citado anteriormente, sofrer uma experiência traumática não é o terrível da nossa biografia: o trauma é uma experiência intrínseca à vida e, também, é a força propulsora para nosso desenvolvimento (RODRIGUES NETTO, 2016). Assim, fazer a distinção entre um evento traumático e a traumatização faz-se necessário, uma vez que "A vida é geradora de tensões. É nesse contínuo movimento de tensão e enfrentamento é que se conduz a recriação da vida e se atualiza a nossa capacidade adaptativa ao viver" (PASSOS, 2013, p. 15). Porém, conforme explica Jung, o trauma pode ser comparado a uma ferida psíquica e, nesse ponto, podem os conceitos se misturar:

> [...] trauma ou é uma comoção definida, única e intensa, ou é um complexo de ideias e emoções, comparável a uma ferida psíquica. Tudo quanto tocar nesse complexo, por mais insignificante que seja, vai desencadear uma reação extraordinariamente violenta, uma verdadeira explosão emocional. Assim sendo, o trauma poderia ser representado como um complexo de intensa carga emocional (JUNG, 1984, p. 42).

Não é incomum observarmos a palavra trauma entendida como o próprio processo de traumatização, evento que por si só teria o poder de traumatizar o indivíduo. É frequente ouvirmos que uma pessoa "tem trauma" por ter vivido uma determinada experiência, talvez pela relação que se faz com o sentido de ferida:

> A palavra "trauma", do ponto de vista semântico, vem do grego trauma (plural: traumatos, traumas), cujo significado é "ferida". A terminologia trauma em medicina admite vários significados, todos eles ligados a acontecimentos não previstos e indesejáveis que, de forma mais ou menos violenta, atingem indivíduos neles envolvidos, produzindo-lhes alguma forma de lesão ou dano (MONTEZELI *et al.*, 2009, p. 320).

Porém, quando se amplia a visão, ao considerarmos que conflitos e traumas são elementos básicos da vida, e o desenvolvimento é um processo de transformação-em-conflito (RODRIGUES NETTO, 2016), acabamos por entender que trauma não é o processo de traumatização, e viver uma experiência traumática não é uma sentença condenatória. Compreender isso contribui para a construção de um entendimento mais amplo e paradoxal a respeito do trauma, e isso, em si, já é um recurso importante do olhar terapêutico e do consequente vínculo a ser formado durante o atendimento.

De certa forma, em "última instância", podemos considerar a traumatização uma ruptura do senso de segurança e integralidade, um rompimento de limites. É "algo que se quebra" de forma que não é possível voltar a ser o que se era antes do evento, independentemente do tipo de evento ocorrido. Para Levine e Frederick (1999), o trauma é fisiológico, não apenas psicológico e, sendo assim, o que determina o trauma – mais especificamente a traumatização – não é o evento, mas sim a incapacidade de se completar e/ou sair de respostas de sobrevivência, como luta, fuga e congelamento, acessadas diante do evento traumático.

> Os sintomas traumáticos não são causados pelo acontecimento desencadeador em si mesmo. Eles vêm do resíduo congelado de energia que não foi resolvido ou descarregado; esse resíduo permanece preso no sistema nervoso onde pode causar danos a nosso corpo e espírito. Os sintomas a longo prazo, alarmantes, debilitantes e frequentemente bizarros do TEPT[1] se desenvolvem quando não podemos completar o processo de entrar, atravessar e sair da "imobilidade" ou do estado de congelamento. Contudo, podemos descongelar ao iniciar e incentivar nosso impulso inato para retornar a um estado de equilíbrio dinâmico (LEVINE; FREDERICK, 1999, p. 31).

Uma vez que os sintomas traumáticos não são causados pelo acontecimento, mas pelo não processamento do que foi vivido no evento, podemos compreender que a traumatização não apenas não vem do evento em si, como também não é o evento em si. Assim, novamente observa-se trauma e traumatização ou sintomas traumáticos como eventos distintos. Nesse sentido, Ross (2008, p. 25-26) dá uma definição de trauma que a explica como "reconfortante": "O trauma é parte comum e normal da vida, e nosso corpo/mente está naturalmente equipado para lidar com ele.". Assim, segundo a autora, nós mesmos nos curamos do trauma, na maioria das vezes; mas, caso seja avassalador, pode acontecer de continuarmos a investir energia nele, e haverá o desenvolvimento de um trauma mais prolongado, quando, então, será necessário "[...] aprender a liberar o excesso de energia presa e completar as reações de luta/fuga que mobilizamos ao nos defrontar com a ameaça" (ROSS, 2014, p. 25-26). Assim, segundo Ross, será possível ver o trauma como um processo simples, porém incompleto.

Outra consequência importante dessa compreensão mais ampla sobre o tema (que demonstra que ter vivido uma experiência traumática não é uma sentença, uma condenação, ou que o trauma não é uma entidade em si mesmo) é podermos, agora com maior confiança, esperança e sem esses estigmas prévios, criar a aproximação desses eventos. Essa aproximação é necessária ao trabalho com trauma, quando houve traumatização, e, sim, pode carregar dor e, ainda assim, a possibilidade de tornar o indivíduo que viveu determinados eventos maior do que era antes de uma experiência traumática. Ross (2008) ainda ressalta:

> O paradoxo implícito na metáfora da correnteza da vida, com seus vórtices de trauma e de cura, nos ensina que, ao mesmo tempo que a experiência do trauma tem um incrível poder de destruição, também tem o poder de nos tornar mais fortes e de nos levar a uma renovada valorização da vida. Além disso, a superação do trauma pode nos ensinar a desenvolver empatia mais profunda pelo sofrimento do outro (ROSS, 2014, p. 63).

Portanto, ao assimilarmos isso de uma forma mais profunda, podemos alcançar a compreensão de que, ao nos aproximarmos daquilo que, pela dor, pela traumatização, pela ferida e pelo medo nos afasta, também nos aproximamos daquilo que nos engrandece.[2]

As reflexões a respeito de recursos psicodinâmicos de integração de conteúdos sombrios, que foram parar nos complexos autônomos (JUNG, 1984), ou a reflexão sobre a possibilidade de identificação e integração das respostas interrompidas da biologia,

---

[2] Fala da professora Liana Rodrigues Netto, durante o curso de formação em Psicotraumatologia Junguiana do Instituto Junguiano da Bahia e Fundação Bahiana para o Desenvolvimento das Ciências, na aula de 29 de setembro de 2019.

que foram parar no sistema nervoso (LEVINE; FREDERICK, 1999), serão norteadas pela forma como o trauma ou a traumatização são vistos e, consequentemente, recebidos pela pessoa que viveu a experiência e pelo profissional que estará na função terapêutica de apoiar esse processo. Integrar essa visão ampla, paradoxal e, ao mesmo tempo, encantadora do que "é" o trauma (que, a um só tempo, traz o terrível e o incrível da vida),[3] é um fundamento importante, em especial se observada a consequência direta para a atuação clínica.

2.2 O TRABALHO COM TRAUMA

O trabalho com trauma pressupõe aproximação com o vivido, mesmo que o vivido seja desagradável e desafiador a ponto de criar cisões na integridade do indivíduo que vive as consequências de uma traumatização. Dessa forma, a criação de um ambiente de segurança para a recepção desse conteúdo será um fator determinante para que se possa encontrar esse *incrível* que convive com o *terrível*, que uma experiência traumática pode carregar. É como estar em uma jornada, vivendo o próprio mito do herói.

> Nos mitos antigos, nas sagas, nos contos de fada, na literatura e nos filmes nos deparamos com a figura mítica do herói, fundamental no imaginário de todos os povos, que representa o indivíduo que enfrenta seus medos arriscando-se ao novo desconhecido e protagoniza um papel de esperança que atende aos anseios de renovação e transformação da própria humanidade (PASSOS, 2013, p. 14-15).

A vida é um campo de batalha. Sempre foi e sempre será e, se não fosse assim, a existência chegaria ao fim (JUNG, 1984). Assim, o conflito e o trauma farão parte dessa batalha, e a "tarefa heroica" será encontrar os meios e recursos que determinarão os desfechos dessas "batalhas": se traumatização ou se crescimento pós-traumático.

---

[3] Fala da professora Liana Rodrigues Netto, durante o curso de formação em Psicotraumatologia Junguiana do Instituto Junguiano da Bahia e Fundação Bahiana para o Desenvolvimento das Ciências, na aula de 29 de setembro de 2019.

Enxergar o trauma não como um inimigo, mas como uma jornada heroica de resgate de partes de si mesmo (possivelmente cindidas por traumatização e feridas não cicatrizadas), possibilitará ao indivíduo o encontro de energia potencial que vive em si, aguardando a visita, por meio dessa jornada heroica de si mesmo. De acordo com Levine (2012), a forma como respondemos a esses significantes será crucial para que possamos ajudar pessoas traumatizadas a lidarem com as difíceis sensações e emoções advindas do trauma e da consequente traumatização.

Conforme apresentado na definição do termo, para Jung (1984, p. 42), o trauma "[...] é um complexo de ideias e emoções [...] comparável a uma ferida psíquica". Assim, novamente, destaca-se que o trabalho com pessoas que ficaram traumatizadas perpassa pela maneira como os conteúdos serão recebidos pelo cliente e pelo terapeuta, para que o processo de integração possa acontecer, e, assim, o indivíduo possa restaurar seu equilíbrio em seu processo inato de autorregulação, de cura de suas feridas.

Stein (2006) explica que Jung usou o termo *individuação* para falar sobre o desenvolvimento psicológico, o qual ele define como o processo de tornar-se uma personalidade unificada, mas também única: um indivíduo, uma pessoa indivisa e integrada — porque não existe luz sem sombra nem totalidade psíquica sem imperfeição. A vida não clama por perfeição, mas por completude; e, para isso, é necessário o "espinho na carne", o sofrimento de defeitos sem os quais não há progresso nem ascensão.

É possível observar que, quando se fala de trauma e traumatização, as palavras presentes são: ruptura; rompimento; ferida; desregulação; dissociação; não integração; paralisia; repressão; fixação. Por sua vez, quando se fala em cura, transformação e/ou desenvolvimento psíquico, as palavras presentes são: reintegração; unificação; totalidade; retorno; fluxo; autorregulação; e palavras de ordem semelhante. Relembrando a definição da palavra "vínculo", já citada, como o que tem a capacidade de ligar, unir uma coisa a outra, vemos aqui já uma importante conexão com as palavras associadas a cura, transformação e/ou desenvolvimento psíquico. Assim, podemos notar que determinados fatores poderão facilitar o que apoia as palavras presentes no que se chama de "cura de trauma".

No livro de Badenoch, *The Heart of Trauma*, a autora explica que o trauma toca todas as vias neurais, desde músculos até sistema nervoso:

> Trauma é uma experiência corporificada, tocando todas as vias neurais em nossos corpos: nossos músculos, [...] nosso sistema nervoso autônomo, nosso tronco cerebral, nosso sistema emocional-motivacional primário, nossas regiões límbicas e neocórtex, descendo para sistemas ainda mais sutis no nível de nossas células e genes (BADENOCH, 2016, p. 16, tradução nossa).

Explica a autora que todos esses locais afetados ficam na memória do corpo, e que não importa se o evento traumático está ocorrendo agora ou não: a lembrança sempre fica no sujeito. A autora destaca que tudo isso pode ser solucionado com receptividade, resiliência e ressignificação dos fatos, porém, "[...] quando, em vez disso, sentimos frio ou caos, somos assombrados pela presença contínua ou pelo potencial surgimento dessas experiências em nossos corpos também" (BADENOCH, 2016, p. 16). Isso faz referência a respeito de o evento "não ter terminado" na percepção do indivíduo que viveu o trauma, mesmo que, muitas vezes, de forma inconsciente. Completa a autora explicando que o modo como lidamos com trauma também tem relação com quem está conosco naquele momento:

> Além de ser uma experiência corporificada, o trauma também é uma experiência relacional em que a incorporação do trauma pode surgir não da natureza dos eventos, mas de quem está conosco antes, durante e depois do acontecimento opressor (ou não acontecimento no caso de negligência) (Morley & Kohrt, 2013) (BADENOCH, 2016, p. 16, tradução nossa).

Aqui, observa-se a questão do desamparo, já citada anteriormente.

Fica, assim, evidenciado pela autora que a traumatização está diretamente ligada à maneira como fomos ou não apoiados, acolhidos e recebidos durante ou após um evento traumático. Assim, a maneira como um indivíduo será apoiado, acolhido e recebido na relação terapêutica será também um fator determinante para o trabalho com trauma, o que torna o vínculo, mais que uma função, uma ferramenta importante de transformação.

Nesse sentido, Jung defendia que o papel do psicoterapeuta compreensivo é perceber que cada ser exige um tratamento com base em um "processo dialético individual", que depende da participação de ambos – terapeuta e paciente.

> O diálogo entre médico e paciente, a questão de saber se o médico possui o mesmo *insight* dos seus próprios processos psíquicos que ele espera do paciente, é evidentemente muito importante (JUNG, 2013, p. 132, grifo nosso).

É com base nessa relação que se cria a confiança – o *rapport* – **que permite o êxito terapêutico**, pois é na relação humana que o paciente pode encontrar a "cura" de seu trauma – um humano lidando com outro humano pode gerar confiança. Dessa forma, o trabalho com trauma e traumatização é um trabalho relacional, e implicará o domínio das habilidades que propiciarão a confiança e a segurança necessárias para a aproximação dos conteúdos presentes nos sintomas da traumatização.

2.3 O VÍNCULO

A traumatização é um desfecho clínico decorrente de uma experiência de trauma, cujo evento tenha sido maior do que a capacidade do indivíduo de processar o evento. A traumatização ocorre quando o organismo não conseguiu, por si mesmo, recuperar seu estado de equilíbrio e homeostasia de antes do evento (FHE, 2007).

Conforme vimos, define-se vínculo como aquilo que tem capacidade de ligar, unir, atar uma coisa a outra (VÍNCULO, 2020). Também pode ser entendido no que se refere à conexão com outro indivíduo e, a partir dessa conexão, senso de segurança. Em outras palavras, como mamíferos que somos, somos "desenhados" para sentir segurança quando vinculados a alguém.

As respostas de sobrevivência para lidar com os diversos desafios da vida são mediadas pela carga de estresse necessária para responder a eles. Assim, para que luta, fuga e congelamento sejam efetivos em sua função de sobreviver aos eventos da vida, ou seja, aos traumas e aos desafios da vida, será necessário que essas respostas completem-se, e que essa carga, gerada no corpo do indivíduo, seja utilizada e liberada, ao término do evento.

Para que aconteça essa liberação das cargas que medeiam as respostas de sobrevivência, o organismo do indivíduo precisará encontrar a sensação de segurança que informe ao seu organismo que o perigo já passou, lembrando que esse "informe" é sentido, não é apenas racional. Quando o indivíduo pode sentir essa "informação" de segurança, aí, então, as defesas das respostas de sobrevivência podem ser desarmadas. É assim que a luta pode acabar, que a fuga pode ser encerrada e, em caso de congelamento/dissociação, já é possível retornar. No entanto, muitas vezes, é exatamente isso que não acontece, e aspectos da pessoa que viveu um trauma acabam "não retornando" da experiência. Conforme explica Levine:

> Embora os seres humanos traumatizados não permaneçam, de fato, fisicamente paralisados, eles se perdem em um tipo de nevoeiro de ansiedade, **desligamento parcial crônico**, dissociação, depressão prolongada e torpor (LEVINE, 2012, p. 59, grifo nosso).

O autor relata ainda que, mesmo que consigam seguir a vida, as pessoas com traumas criam um tipo de "congelamento funcional", ou seja, as pessoas perdem o prazer de viver, por carregarem um fardo que lhes tira a energia, e ficam então "sobrevivendo", carregando essas respostas incompletas.

Essa descrição de congelamento funcional é um fator muito presente nos indivíduos traumatizados, pois, como já explicitado, nem sempre a traumatização é assumida ou reconhecida, uma vez que, na maior parte das vezes, fica associada ao evento e não ao que se completou ou não. Em outras palavras, quando o indivíduo passou por um trauma, conseguiu passar pelas respostas de sobrevivência, liberá-las e teve o suporte necessário, durante o evento ou depois dele, terá vivido um trauma e não terá traumatização.

Por outro lado, o indivíduo que viveu um trauma, mas não completou essas respostas e não teve suporte e apoio, durante ou após o evento, acabará permanecendo com os resíduos de experiência, de estresse e de ruptura de limites presentes em seu organismo, vivendo desligado (sem ligação), vivendo, então, a traumatização e os diversos desfechos provenientes dela. Isso é observável nos transtornos mentais, no próprio transtorno de estresse pós-traumático, no desenvolvimento de doenças psicossomáticas e outras, quando a pessoa continua vivendo, porém, com todas essas consequências presentes em seu organismo e seu funcionamento.

Trauma não é o que acontece conosco, mas o que guardamos internamente na ausência de uma testemunha empática.[4] Assim, a traumatização instala-se quando a visita do trauma coloca o indivíduo em uma condição de isolamento interno e, consequentemente, externo, conforme vemos na definição de Jung a respeito de "pedaço de si arrancado fora":

> Hoje em dia podemos considerar como mais ou menos certo que os complexos são aspectos parciais da psique dissociados. A etiologia de sua origem é muitas vezes um chamado trauma, um choque emocional, ou coisa semelhante, que **arrancou fora um pedaço da psique**. Uma das causas mais frequentes é, na realidade, um conflito moral cuja razão última reside na impossibilidade aparente

---

[4] Fala do professor Peter Levine, durante o curso de formação em Experiência Somática da Associação Brasileira de Trauma e Foundation for Human Enrichment na aula de 23 de maio de 2015 em Salvador.

de aderir à totalidade da natureza humana. Esta impossibilidade pressupõe uma dissociação imediata, **quer a consciência do eu o saiba quer não** (JUNG, 1984, p. 32-33, grifo nosso).

Uma vez que trauma é uma experiência intrínseca à vida, demonstra-se, até aqui, que é de extrema importância os profissionais que atuam com trauma e traumatização compreenderem os fatores que possibilitam e medeiam a travessia de uma experiência de trauma sem uma possível traumatização, assim como também se faz necessário compreender os fatores que possibilitam e medeiam a saída de uma traumatização, uma vez que tenha se instalado.

Peter Levine, em seu livro *Uma voz sem palavras*, relata a vivência de um evento traumático (ter sido atropelado), de que maneira conseguiu atravessar o evento e todas as respostas de estresse vividas, sem traumatização:

> Apesar de minha confusão e desorientação depois do acidente, foi meu conhecimento completamente arraigado sobre o trauma que me levou a pedir que aquele paramédico se afastasse e me concedesse algum espaço, e, em seguida, a confiar no tremor involuntário do corpo e nas outras reações físicas e emocionais espontâneas. Entretanto, mesmo com todo o meu conhecimento e experiência, duvido que eu pudesse ter feito isso sozinho. A importância da ajuda tranquila da pediatra delicada foi enorme. **Sua presença não invasiva, expressa no tom sereno de sua voz, em seus olhos suaves, toque e aroma, me deu a sensação necessária de segurança e proteção para que eu permitisse que meu corpo fizesse o que era preciso e eu sentisse o que precisava sentir.** Ao mesmo tempo, meu conhecimento a respeito do trauma e o apoio de uma pessoa calma e tranquila possibilitaram que as reações involuntárias, fortes e profundamente restauradoras, emergissem e completassem seu ciclo (LEVINE, 2012, p. 27, grifo nosso).

Podemos notar que a presença de outro indivíduo na formação de um elo seguro foi um fator determinante, tanto antes como depois da experiência traumática.

A presença ou falta da presença de alguém em quem se possa confiar é uma chave importante a ser observada no misterioso processo de traumatização, pois sabemos que inúmeras pessoas, todos os dias, vivem traumas, mas a traumatização é uma experiência que reside na resiliência de cada organismo. Levine e Frederick (1999, p. 62) acreditam que o apoio de amigos, parentes e demais pessoas de apreço daquele que sofreu o trauma é necessário para "persuadir o espírito (alma) a voltar ao corpo traumatizado". Conforme vimos também na descrição de Jung, um chamado trauma, um choque emocional ou coisa semelhante, é um evento que arrancou fora um pedaço da psique (alma), a qual precisa retornar à consciência, para haver o retorno à integralidade cindida. Assim, no caso do atropelamento de Levine, para que o processo descrito acontecesse, o senso de segurança desperto pela presença tranquila e empática da pediatra foi fundamental para que ele atravessasse o desafio sem ter ficado traumatizado (cindido).

Percebe-se então a necessidade de que pessoas que trabalham com trauma estejam conscientes do modo como sua autorregulação afeta a regulação do outro, e que não somente é possível como é necessário criar processos de corregulação nessa interação. Conforme explanado por Rodrigues Netto, o ser humano é animal mamífero, nominado pelo vínculo: mamífero é quem mama, ou seja, precisa de outro humano para sobreviver. Então, "regular-se junto" é a forma mais potente de autorregulação, e podemos dizer que toda autorregulação inicialmente é uma corregulação,[5] e isso seria, então, uma ferramenta importantíssima de proteção à traumatização.

A diferença entre um indivíduo mais resiliente e um menos resiliente diante do trauma (considerando, nesse contexto, resiliência como a capacidade de atravessar um evento traumático e retornar ao

---

[5] Fala da professora Liana Rodrigues Netto, durante o curso de formação em Psicotraumatologia Junguiana do Instituto Junguiano da Bahia e Fundação Bahiana para o Desenvolvimento das Ciências, na aula de 24 de abril de 2020.

equilíbrio homeostático) é observada nos aprendizados de vida desse indivíduo: seus padrões de vínculo, de apego e de relacionamento são *scripts* relacionais e experiências prévias. Esses recursos todos trarão aporte para a maneira como as diversas situações de vida, em especial, eventos potencialmente traumáticos, serão enfrentados e atravessados:

> As pessoas que não tiveram um vínculo inicial sólido com um primeiro cuidador, e por isso carecem de base de segurança, são muito mais vulneráveis à vitimização e traumatização, e é mais provável os arraigados sintomas de vergonha, dissociação e depressão (LEVINE, 2012, p. 66).

Esses repertórios prévios serão grandes balizadores da possibilidade de autorregulação do indivíduo, não só pela resiliência de atravessar seus desafios de vida, mas também para aquelas circunstâncias em que não seja possível atravessar sozinho: para que se seja capaz de confiar em pedir e receber ajuda; buscar suporte e apoio; gerar conexão; e outros elementos. Tudo isso daria as condições para o processamento de experiências traumáticas. Compreender esses fatores que medeiam o organismo, para ele sentir a segurança necessária de liberar as cargas de energia geradas para sobreviver ao trauma, é um passo fundamental para compreendermos, também, a construção do vínculo orientado para a segurança e, consequentemente, para a autorregulação.

Conforme já citado, e com base no relato de seu atropelamento, para Levine (2012), a presença e o vínculo seguro formam o ambiente fundamental para que o organismo sinta-se seguro o suficiente para processar experiências, seja durante o evento, seja depois dele. Nesse mesmo sentido, completa Badenoch:

> Todos ansiamos por ser ouvidos e mantidos na realidade de nossa experiência, sem julgamento ou qualquer impulso para consertar. Talvez isso leve à conclusão natural de que **a cura de trauma pode ser uma experiência corporificada e relacional entre o paciente e o terapeuta também** [...],

> [buscando manter um espaço] seguro, acolhedor, estável e responsivo (BADENOCH, 2016, p. 17, tradução nossa, grifo nosso).

Antes de qualquer técnica, o terapeuta será convocado a oferecer uma presença segura que dê suporte e apoio ao cliente para a jornada de completar a vivência incompleta e recuperar a integridade perdida. Assim, observa-se ser necessário olhar para fatores presentes em uma presença segura. Entra, então, em "jogo", outro ponto: a afetação. A afetação, na relação terapêutica, é descrita de diversas formas pelas diversas abordagens terapêuticas, em especial a relação de transferência e contratransferência (JUNG, 2013). Essa perspectiva, no entanto, não descreve de maneira objetiva a necessidade do aspecto de segurança e a corregulação no vínculo para além da transferência e contratransferência.

Nesse mesmo sentido, Rodrigues Netto (2016) explica que a relação entre o paciente e o terapeuta ajuda a cuidar daquilo que é "fresco" (ou seja, que está no presente, não apenas revivendo aspectos do passado), como também há necessidade da utilização do vínculo como técnica:

> A relação terapêutica deve ajudar a estruturar papéis frescos, e, portanto, não apenas reviver aspectos do passado de relações; assim, não existe terapia para questões de desenvolvimento que não passe pelo **vínculo como técnica** (e seus consequentes e complexos aspectos de transferência e contratransferência), e pela reparentalização. O terapeuta deve ajudar o cliente com recursos de psico-educação e de regulação emocional e fisiológica, a fim de que possa completar as respostas incompletas (recursos relacionais que faltaram para que as tarefas, no curso do desenvolvimento, pudessem ser bem desempenhadas, e as competências suficientemente aprendidas) (RODRIGUES NETTO, 2016, p. 140, grifo nosso).

Desta forma, a relação terapêutica terá uma função importante na construção de novos vínculos, que sejam frescos e orientados para o presente e para a segurança, e será necessário ao terapeuta compreender seus padrões de vínculo (advindos de suas histórias de vida), seus próprios processos de trauma ou traumatização, suas feridas de apego, a fim de que não sejam eles a determinar de que maneira o terapeuta poderá oferecer esse encontro com o outro (o cliente).

Embora Jung (2013) defenda ser o primeiro a levantar a exigência da análise para o próprio analista, ele atribui a Freud a inestimável descoberta de que os analistas também têm complexos e, portanto, um ou mais pontos-cegos que atuam como outros tantos preconceitos. Por isso, o analista deve passar pelo processo de análise, para que identifique os próprios pontos-cegos, os quais podem interferir em todo o processo terapêutico:

> O psicoterapeuta aprendeu isso com casos em que não conseguia mais interpretar e conduzir o paciente do alto de sua cátedra, abstraindo sua própria personalidade, mas percebia que sua maneira e atitude particular estavam **impedindo a cura do paciente** (JUNG, 2013, p. 18, grifo nosso).

Nesse ponto, Jung aponta mais diretamente o trabalho pessoal do terapeuta em seus complexos como um fator determinante para o processo de cura. Relembrando, então, podemos considerar mais ou menos certo que os complexos autônomos são aspectos parciais da psique dissociados. A etiologia é, muitas vezes, um chamado trauma, um choque emocional, ou coisa semelhante, que arrancou fora um pedaço da psique (JUNG, 1984). Conforme já vimos, isso caracteriza uma traumatização e, uma vez que o analista também tem complexos, terá assim suas porções de desafio. Isso deixa claro que todo profissional que se disponha a trabalhar com trauma precisará tocar fundamentalmente, em si mesmo, seu processo de trauma e traumatização.

A partir desse ponto, observa-se, então, que a jornada pessoal do terapeuta será determinante para a construção de um vínculo seguro — não apenas pelo aumento da percepção de seus pontos-cegos, conforme descrito por Jung, mas principalmente pela capacidade de se manter presente, em seu próprio corpo e suas sensações, quando seu cliente precisar confrontar seus medos e dores, advindos de suas experiências de trauma. Nesse sentido, Levine (2012, p. 45) defende que o terapeuta deve prover ao cliente o sentimento de que ele está em um processo de cooperação:

> O que é necessário aqui é um processo cooperativo restaurador pelo qual o médico atua como um guia que ajuda e orienta, como faz uma parteira. Um médico que insista em preservar seu papel assegurado de "curador saudável" se manterá apartado, defendendo-se contra a suprema impotência que espreita, feito uma assombração, a vida de todos nós. Desligado de seus sentimentos, esse médico não será capaz de se unir àquele que sofre. Ficará faltando a colaboração crucial na contenção, no processamento e na integração das horríveis sensações, imagens e emoções do paciente. A pessoa que sofre permanecerá em solidão total, retendo justamente os horrores que se apossaram dela e destruíram sua capacidade de autorregulação e crescimento (LEVINE, 2012, p. 45).

Podemos observar que o profissional que se mantém afastado de si e de suas possíveis feridas não só terá menos empatia como também não terá os elementos que criam a colaboração crucial na contenção, no processamento e na integração das vivências traumáticas de seus clientes. É o mesmo que pensa Remen (2020, s/p): "Nossas limitações servem; nossas feridas servem; até mesmo nossa escuridão pode servir. Minha dor é a fonte de minha compaixão; minha ferida é a chave da minha empatia.".

Outro aspecto importante a ser observado sobre o encontro terapeuta-cliente está disponível na visão simbólica e arquetípica dessa relação, e isso nos remete ainda mais à Psicologia Analítica desenvolvida por Carl Jung, que defende a abordagem com foco nas experiências simbólicas e espirituais na vida humana como processo terapêutico. Nessa perspectiva, notamos que existe um campo mítico nessa relação, uma relação inconsciente profunda, e podemos, então, convocar um mito para observar essa relação.

O mito a ser observado é o Mito de Quíron, o curador ferido. O mito de Quíron fala-nos sobre o curador ferido e a função da ferida, existente no curador, como um lugar de criação do elo empático necessário ao trabalho com a ferida do outro:

> *Quíron era um centauro: metade bicho, metade homem. Ele era um "curador comum" e trabalhava com ervas. Enquanto centauro, ele era imortal. Um dia, ele estava fazendo um veneno para colocar nas flechas de Hércules e se feriu com este próprio veneno, e então ele ficou condenado. Um ser imortal que padeceria de uma ferida que doía imensamente, para a qual ele não encontrava cura e que não tinha perspectiva de finalizar, porque ele era imortal.*
>
> *Então, ele saiu pelo mundo, desesperado, buscando recursos para curar essa ferida. Duas coisas foram acontecendo ao longo dessa jornada de Quíron: primeira, ele foi criando uma caixa de ferramentas com um vasto repertório de recursos; segunda, a partir da dor que ele sentia, foi tendo a capacidade de se sintonizar mais empaticamente com a dor que os outros sentiam. Isso fez com que ele pudesse encontrar a medicina mais apurada que ele podia oferecer para aquele paciente.*
>
> *Dessa forma, ele se transformou em um grande curador.*
>
> *Ele é conhecido como "O grande curador", "O curador ferido".*
>
> *No Pantheon grego, na mitologia grega, esse é um mito grego, ele se transformou em um grande curador, não a despeito da ferida traumática, mas pela ferida traumática.*[6]

Esse mito mostra-nos que a ferida do "curador" exerce, quando aceita e integrada, a função de professora e guia da jornada do curador e também a função de criação do elo empático. Foi por meio da própria ferida que Quíron encontrou as melhores medicinas, em sua

---

[6] Trecho da entrevista com Liana Netto, em 25 de maio de 2019.

longa jornada de tentar curar a si mesmo, e foi também por meio dessa jornada que Quíron experimentou a profunda empatia pela dor do outro, e isso o tornou o grande curador do panteão grego. O elo empático do "curador" será diretamente ligado a suas próprias feridas e a seu trabalho, por vezes "hercúleo", de curar a si mesmo.

Cornell (2013), nesse sentido, explica que tudo que foi aprendido pelo terapeuta, seja em sua base teórica ou prática, e suas experiências de vida estarão sempre com ele, em todo atendimento. E não é apenas aquilo que se sabe dentro da "cabeça", mas como o terapeuta se sente, quais suas vivências e traumas, inclusive. O cliente sente o terapeuta (não somente o terapeuta sente o cliente), sendo essa uma relação de afetação mútua.

Podemos observar, pelo descrito até o momento, que a maneira como o terapeuta lida com seu histórico (e, consequentemente, o quão consciente ele está disso) poderá interferir diretamente na maneira como ele está presente para o cliente, no tipo de elo que é capaz de oferecer e em como recepcionará os conteúdos a serem trabalhados. Então, se o terapeuta desconhece conteúdos sombrios de si mesmo e não consegue sustentar sua presença (quando o cliente acessa seus conteúdos, os quais estão cindidos devido à traumatização) e se não percebe como sua regulação ou desregulação afeta o processo, possivelmente, em vez de segurança, esse profissional poderá criar insegurança e mais repressão, sem espaço suficiente para realmente aproximar, recepcionar e integrar; mais que isso, não será capaz de oferecer as vivências relacionais necessárias para completar o que não foi possível ser completado, vivido diante de uma experiência traumática do cliente.

A neurociência e os avanços da pesquisa sobre memórias trazem-nos aspectos interessantes sobre as questões de trauma e de vínculo. Para Badenoch (2016), a pesquisa de reconsolidação de memória demonstrou que, para o sentido e o padrão implícito mudarem, precisamos não apenas estar em contato com o trauma embutido, mas, simultaneamente, ficar presentes com o que foi chamado de experiência desconfirmante.

Essa experiência desconfirmante é a exata vivência do que era necessário na vivência da experiência traumática, mas que não ficou disponível, não foi vivido ou não se completou. Badenoch descreve:

> Se nos sentíamos sozinhos, precisávamos de um senso de acompanhamento. Se estávamos com medo, precisaríamos de proteção. Se tivéssemos vergonha, precisávamos de aceitação. Se fôssemos feridos, precisávamos de conforto (BADENOCH, 2016, p. 17).

Assim, é como se a parte de nós que experimentou a ruptura original da segurança estivesse esperando, desde então, a chegada do reparo. Desse modo, seria possível, então, compreender que o encontro com alguém que nos apoie a fazer a jornada do retorno dessa parte de nós faz-se tão importante. Completa a autora:

> A falta de apoio em meio ao ferimento parece fundamental para o movimento do trauma potencial para o trauma embutido, e o fornecimento de suporte que responda à natureza particular das feridas é igualmente central para a cura. Embora essas experiências reparadoras possam surgir internamente entre duas partes de nós mesmos, muitas vezes ocorrem de maneira bastante natural no relacionamento entre o paciente e o terapeuta (BADENOCH, 2016, p. 17, tradução nossa).

Ou seja, experiências traumáticas precisam da presença que possibilite viver, de forma segura, o que não pôde ser vivido na experiência de trauma, e essa atitude possibilitaria a criação da completude do que não pôde se completar e, assim, restabelecer o senso de integridade e o de segurança perdidos. Vale destacar que a autora usa a palavra "viver" e não "reviver", sendo essa uma orientação clara para se ouvir a partir do vivido, o que, de fato, a experiência pede, do que precisa e que não foi vivido. Por isso, está claro, na escrita da autora, não se tratar de uma revivência e, muito menos, de uma catarse. Caso o profissional que se disponha a trabalhar com trauma não perceba a si mesmo e a seus processos incompletos, não estará disponível e habilitado a perceber essas vivências incompletas e necessárias para o manejo clínico de trauma, e esses serão seus pontos cegos.

Conforme explica Levine (2012, p. 45): "A cura tem sido prejudicada por uma nomenclatura e um paradigma que, separando a pessoa que cura da pessoa ferida, negam a universalidade de nossas reações ao medo e ao pavor". A fisiologia de estresse, medo e insegurança é comum a todo ser humano. Assim, terapeuta e cliente compartilham o conhecimento intrínseco e biológico de vivências que tiveram qualidade de trauma. Observa-se que a maneira como o terapeuta recepciona em si essas vivências, mesmo sendo conteúdo próprio e distinto, será um fator determinante para sua autorregulação e consequente corregulação no vínculo. Como exemplo, podemos citar que, se o terapeuta tem baixa tolerância a sentir seu corpo, suas sensações e suas emoções, consequentemente terá baixa tolerância a recepcionar sensações e emoções em seus clientes e, mesmo sem perceber conscientemente, poderá transmitir, em sua fala, em seu olhar e em sua escuta, essa baixa tolerância e a insegurança, que, então, serão captadas por seu cliente, inibindo, mesmo que implicitamente, a expressão disso.

Quanto a isto, Porges (2012) retoma a visão de os seres humanos serem mamíferos e, por conta disso, definirem quem é amigo quem é inimigo, decidindo quando é seguro ou não comunicar algo – comportamento que está associado à sobrevivência da espécie, à convivência com o "estresse da vida":

> Desta forma, a aprendizagem e outros processos mentais expansivos devem ser estruturados, manipulados, e estudados dentro do contexto de como o ambiente fomenta ou melhora os estados fisiológicos relacionados ao stress. (PORGES, 2012, p. 278-279).

Podemos compreender que, para a facilitação da aprendizagem e outros processos mentais expansivos, assim como o que possibilitará alguém sentir a segurança para comunicar algo, como defende Porges, é a manipulação do ambiente para as condições de segurança que atuará diretamente nas condições de regulação do estresse, que é um dos fatores de maior relevância para o trabalho com traumatização. A regulação de estresse do terapeuta será um fator presente na relação terapêutica como um dos fatores de regulação ou desregulação.

Assim, unindo os pontos, para Jung (1984), os complexos autônomos (traumas que não foram processados) são aspectos parciais da psique que foram dissociados, possuem energia (carga) psíquica e foram rebaixados da consciência. Para Levine e Frederick (1999), energia (carga) de estresse, gerada pelas respostas de sobrevivência que não foram integradas pelo processo de autorregulação, permanece presente no organismo, presa no sistema nervoso, sem voltar para a correnteza de autorregulação, gerando a traumatização. Em ambos os casos aos quais se referem esses autores, observam-se os conceitos de energia, carga e estresse no trabalho clínico com trauma. Assim, terapeuta e cliente estarão na jornada de recepcionar os conteúdos psíquicos dissociados, conteúdos de estresse não integrados. Para Jung, a atitude presente no terapeuta será de vital importância para isso: "A crença, a autoconfiança, talvez também a devoção com a qual o analista faz seu trabalho, são muito mais importantes para o paciente do que o ensaio de traumas antigos" (JUNG, 2013 *apud* SHARP, 1991, s/p).

Novamente, destaca-se a forma como o profissional atua em sua relação com o cliente, em sua própria devoção, como fator de maior relevância dentro dos vários manejos e dentro de um processo psicoterapêutico. Pode-se considerar uma jornada heroica essa atitude de reencontro com aquilo que poderia estar na correnteza da vida, formando-nos e criando nossas personalidade e estrutura; pois a traumatização, na verdade, cria uma ruptura na fronteira de quem somos, e parte da nossa energia vai sendo desperdiçada, fora da nossa correnteza original. Isso faz com que um pedaço de vitalidade, pedaço de energia psíquica, fique fora de nossa correnteza, tornando-nos pessoas com contornos perdidos, limites rompidos, sem fronteiras estabelecidas. Sem fronteiras, encontros não são possíveis, pois é exatamente na fronteira que o encontro acontece.

> [...] como ressalta Campbell (2004), "todos compartilhamos da suprema provação" e da necessidade de realizar as tarefas existenciais da jornada heroica de cada um de nós. Somente mediante a aceitação dessa missão de vida que se pode assumir a verdadeira identidade do Herói que somos cada um de nós para

sermos capazes de "transformar uma experiência traumática numa experiência de afirmação à vida". (LEVINE, 1999 *apud* PASSOS, 2013, p. 15)

Sem fronteira de si mesmo, ninguém consegue oferecer encontro, nem mesmo um terapeuta. Sem seus contornos, o que ocorrerá é uma fusão de conteúdos traumáticos, atuando fora das fronteiras da consciência e da correnteza de autorregulação. Quando conseguimos integrar essas porções traumáticas dentro de nós (corpo), quando vamos fazendo esse reencontro com o que habita em nós, o que acontece é um senso de mais potência, um senso de mais vitalidade, que nos torna maiores e, consequentemente, com uma maior segurança para promover encontros com outras pessoas. Esse encontro de si mesmo é um grande fator presente na possibilidade da construção do vínculo seguro.

> *Se olharmos para as histórias, os mitos e os contos de fadas vamos perceber que sempre, em todos os mitos, ali onde tem o dragão, onde tem o leão, onde tem a esfinge que devora, onde tem a hidra de mil cabeças, onde tem o guardião do limiar, onde tem a medusa que congela... ali sempre vai ter também, junto, a princesa adormecida, o elixir da longa vida, a vida que espera por nós em seus processos possíveis de renovação. Então mesmo quando pensamos nessa perspectiva arquetípica, iremos perceber que em toda dor, em todo trauma, tem junto também um tesouro e a renovação.*[7]

Com base nessa compreensão do referencial teórico aqui apresentado, considerando a Análise Junguiana e a Experiência Somática®, de Peter Levine, sobre como a função autorregulatória do cliente pode ser despertada pela relação criada por meio do vínculo, os casos a seguir serão analisados.

---

[7] Fala da professora Liana Rodrigues Netto, durante o curso de formação em Psicotraumatologia Junguiana do Instituto Junguiano da Bahia e Fundação Bahiana para o Desenvolvimento das Ciências, na aula de 25 de setembro de 2020.

3

MÉTODOS E PROCEDIMENTOS

3.1 DELINEAMENTO

Será apresentado agora o relato de atendimento terapêutico realizado por meio da Experiência Somática® (*Somatic Experiencing*® – SE®), do Método Analítico Junguiano e da Focalização do Relacionamento Interior, sendo que as três técnicas foram utilizadas, observando-se os aspectos de vínculo em seus manejos. Os atendimentos foram realizados com duas mulheres: uma que chamaremos de Anna 1, de 46 anos, e outra que chamaremos de Anna 2, de 33 anos. Ambas as clientes foram por mim convidadas para este trabalho, devido ao conhecimento de seus históricos de vida e dos desafios por elas enfrentados. Esse meu conhecimento sobre isso veio do fato de ambas terem sido minhas alunas no curso de formação em Focalização do Relacionamento Interior. Os atendimentos foram realizados de acordo com a perspectiva de uma terapia breve, inicialmente projetada para 12 sessões, com nova avaliação ao término de cada ciclo.

A anamnese de ambas foi realizada em 31 de janeiro de 2020, em consultório particular, com periodicidade quinzenal e duração de 60 minutos (cada sessão). A partir do quarto encontro, as sessões passaram para a modalidade *on-line*, devido à pandemia de covid-19 e, consequentemente, à quarentena.

No caso de Anna 1, ao chegarmos à nona sessão, percebemos a necessidade de iniciar novo ciclo de sessões, pois havia conteúdos a serem trabalhados que não caberiam nas três sessões finais (considerando o ciclo de 12). Assim, foram feitos mais dois ciclos de nove sessões, completando 27 sessões ao todo. As sessões de

Anna 1 foram finalizadas, com êxito, em 30 de novembro de 2020, conforme será descrito adiante.

No caso de Anna 2, os resultados foram observados dentro do período proposto, sendo possível completar todo o ciclo, também como será visto adiante, devidamente justificado e descrito. As sessões de Anna 2 foram finalizadas em 17 de julho de 2020.

3.2 SUJEITOS DA PESQUISA

3.2.1 Anna 1

Anna 1, 46 anos, casada, mãe de duas filhas, arquiteta de formação e, atualmente. terapeuta integrativa. Anna 1 relata ter vivenciado, aos 19 anos de idade, trágico evento que implicou a queda de um edifício, no qual sua família possuía apartamento de veraneio. Esse fato ocorreu no ano de 1995. Na ocasião, ela e sua família estavam dormindo, quando o edifício ruiu, desabou. Esse evento provocou a morte de 29 pessoas, entre elas a mãe, o pai e o irmão de Anna 1. Ela foi uma das três sobreviventes à queda e única de sua família. Para preservarmos a identidade de Anna 1, não será relatada a localidade nem serão dados mais detalhes do evento.

Após ficar nove horas soterrada, Anna 1 foi resgatada com vida e com ferimentos graves. Para conseguir sair de sob os escombros, após ter sido encontrada, foi necessário que ela apoiasse o trabalho dos bombeiros, tirando pedras e colocando-as em um pequeno balde que os bombeiros lhe davam por um pequeno buraco. Ela tinha apenas a parte superior do corpo livre, sendo necessários pequenos movimentos, pois existia o risco de novos desabamentos. Em decorrência do tempo que ficou presa nos escombros, seus membros inferiores foram esmagados e ficaram sem circulação. Após 48 horas de seu resgate, ambas as pernas apresentavam grande edema, e, devido a algumas não intervenções, tais edemas geraram necrose múltipla de tecido, com consequente risco de amputação.

Tais eventos mantiveram Anna 1 por cinco meses no hospital, passando por inúmeros procedimentos e cirurgias. Devido aos ferimentos nas pernas, ouviu, diversas vezes, dos profissionais de saúde que a assistiam, que não voltaria a andar. Sua família restante (avós maternos e paternos), devastada pelas perdas dos filhos, não conseguia estar disponível para dar suporte a Anna 1. Assim, ela enfrentou praticamente sozinha, em muitos sentidos, e com apoio do namorado, em outros, cada um desses desafios; até conseguir retomar para sua vida, agora sem a presença de sua família de origem e com um longo caminho para a recuperação.

Anna 1 casou-se com esse namorado, dois anos depois do evento. Contrariando a expectativa médica, conseguiu voltar a andar e teve duas filhas. No entanto, viveu inúmeros síndromes e transtornos ao longo dos anos: síndrome do pânico; insônia; enxaqueca; bruxismo; dor crônica (especialmente nos pés); e depressão. Relata que, muitas vezes, sentia-se como um "zumbi" na própria vida. Mais ou menos sete anos após o acidente, decidiu buscar novas formas de lidar com seus desafios e, por meio de inúmeros tratamentos, começou a ter alguma melhora desse quadro todo. Formou-se arquiteta; porém, pela busca por cura e transformação, tornou-se terapeuta integrativa.

Por meio das práticas de sessões, durante a formação de Focalização que eu ministro, pude conhecer seu processo, sua história, sua imensa entrega ao processo de resgatar a si mesma. Apesar de muitas melhoras, Anna 1 continuava a relatar um quadro de desconexão com as sensações e com o corpo; crises de enxaqueca recorrentes; ansiedade crônica; episódios de insônia; dores musculares; episódios depressivos; cansaço persistente; e outros sintomas diversos, presentes em um possível quadro de resíduos de estresse pós-traumático.

3.2.2 Anna 2

Anna 2, 33 anos, é solteira, sem filhos, empresária autônoma e formada em Psicologia desde 2020. Vivenciou eventos traumáticos ainda bebê, quando sua mãe engravidou de um homem casado que não respondeu às suas responsabilidades. Ainda grávida, a mãe de Anna 2 conheceu outro homem, aquele que se tornaria seu pai adotivo e que, ao saber da gravidez, aceitou seguir a relação e cuidar de Anna 2. Logo após seu nascimento, sua avó, por parte do pai adotivo, ficou doente, requisitando a presença dele para auxílio nas tarefas agrícolas da família (que tinha a agricultura como fonte de renda familiar). Assim, a mãe de Anna 2, para impedir a ida do companheiro – e com medo de um possível término –, passou a tomar ações para deixar Anna 2 doente, de forma a assegurar a presença desse pai.

Os relatos da história de Anna 2 não eram inteiramente suas lembranças do que vivenciara: parte do que lhe acontecera havia sido confessado pela mãe, anos depois. Essa mãe havia admitido à filha que, por vezes, havia feito "maldade" com ela, pois sabia que o pai se preocupava. Isso ocorria porque a mulher achava que, se Anna 2 ficasse doente, o pai não iria embora, pois tinha se apegado à filha. Uma das atitudes da mãe, por exemplo, era de colocar remédio para dor de barriga nos olhos da garota, causando-lhe irritação; bem como deixar de amamentá-la no peito e servir-lhe macarrão instantâneo (o que acabou por deixar Anna 2 desnutrida). A desregulação era tamanha que, em uma das brigas do casal, a mãe de Anna 2 chegou a deixá-la em uma lata de lixo.

Esses relatos, além de terem sido confessados, anos depois, pela própria mãe, segundo Anna 2 eram feitos de forma "natural". O pai adotivo da garota, após identificar a ocorrência de maus-tratos, ficou preocupado com a situação e, percebendo que Anna 2 corria risco de vida se ficasse com a mãe, pediu para a companheira deixar que os avós paternos adotivos de Anna 2 a criassem, e se, algum dia, a mãe tivesse condições, poderia buscá-la. E assim foi feito: ainda bebê, antes de completar 1 ano, Anna 2 foi entregue aos pais de seu pai adotivo. Nesse momento, nem Anna 2 nem seus avós paternos sabiam que ela não era filha biológica do pai adotivo — apenas sua mãe e ele sabiam disso.

Até os 15 anos, Anna 2 sempre ouvia de coleguinhas e alguns parentes que havia sido "trocada na maternidade" e/ou "achada na lata de lixo", porque seus pais são negros e ela, mais clara. Até que, aos 15 anos, devido a uma febre reumática e um teste de DNA dos ossos, ela descobriu que seu pai não era o pai biológico. Devido a essa doença, sua mãe acabou contando toda a história de sua origem. Anna 2 diz que, à ocasião, "seu mundo desabou" com o relato. Segundo Anna 2, doía profundamente saber que seus avós, que de fato eram – e ainda são – para ela sua referência de vínculo, não eram pais de seu "pai biológico". Anna 2 não se sente confortável em usar a palavra pai para seu genitor – que ela jamais conheceu.

Os avós que a criaram continuam presentes na vida de Anna 2 e são, de fato, sua referência de criação. Anna 2 não desenvolveu vínculo com seu pai adotivo, já que ele sempre foi ausente, nem com a mãe, que continuou com seus comportamentos desorganizados ao longo de sua trajetória.

Conheci Anna durante formações de desenvolvimento pessoal. Mais tarde, ela se tornou minha aluna na formação de Focalização e, assim, conheci sua trajetória e sua capacidade de seguir adiante, sempre buscando encontrar um sentido mais profundo para a vida. Como queixa, Anna 2 apresentava uma fobia de morte, com indícios de ansiedade generalizada.

Ambos os casos apresentam quadros de traumatização decorrentes dos eventos vividos. No caso de Anna 1, vemos o evento do desabamento do prédio como o início de sua saga, que lhe causaria toda a sintomatologia de estresse pós-traumático; e vemos, no caso de Anna 2, a traumatização precoce advinda de feridas de apego, desde sua concepção, com consequente quadro de ansiedade generalizada.

3.3 DESCRIÇÃO DAS PRINCIPAIS TÉCNICAS UTILIZADAS

Conforme já apresentado, o trabalho terapêutico foi realizado com base na técnica da Experiência Somática® e no método Analítico Junguiano. A técnica da Focalização do Relacionamento Interior também contribuiu bastante para alcançar os resultados obtidos.

A Experiência Somática® é uma abordagem integrativa, utilizada principalmente no tratamento de traumas e outros transtornos relacionados ao estresse. Foi desenvolvida por Peter A. Levine, PHD em Psicologia e Biofísica, sendo resultante de estudos multidisciplinares de Fisiologia do Estresse, Psicologia, Etologia, Biologia, Neurociência, Práticas Curativas Indígenas e Biofísica Médica (ROSSI *et al.*, 2016).

A segunda abordagem utilizada foi a análise junguiana. Essa abordagem leva em conta o processo de individuação como caminho da alma humana. Aponta-nos toda a vida simbólica da psique como o mapa para trilharmos esse caminho e, mais especificamente, como cada ser humano é o único responsável pela própria jornada de individuação. Nela, todas as interações, incluindo a interação cliente-terapeuta, são espelhos para a autoconsciência desse caminho. Destaco, então, como definição:

> A psicologia analítica aborda a psicoterapia e a análise profunda na tradição estabelecida pelo psiquiatra suíço C. G. Jung, ela se distingue [de outras abordagens psicológicas] por um foco nas experiências simbólicas e espirituais na vida humana. Repousa na teoria dos arquétipos e na existência de um espaço psíquico profundo ou inconsciente coletivo (IAAP, 2016, p. 1, tradução nossa).

Por fim, mas não menos importante, foi considerada também a Focalização, descrita como um processo essencial na mudança terapêutica (GENDLIN, 1981 *apud* HENDRICKS, 1984). Na Focalização, uma pessoa, silenciosamente, tenta discriminar a sensação corporalmente sentida de uma situação ou problema. A Focalização está conceitualmente relacionada à variável "nível experiencial", sobre a qual muita pesquisa tem sido feita (KLEIN *et al.*, 1970 *apud* HENDRICKS, 1984). Alta experienciação correlaciona-se positivamente a resultados bem-sucedidos em psicoterapia, e a Focalização é um processo de alta experienciação.

Ensinar a Focalização pode aumentar o nível experiencial e aumentar a possibilidade de mudança terapêutica positiva em psicoterapia (HENDRICKS, 1984). Essa técnica, em sua derivação de

Focalização do Relacionamento Interior, desenvolvida por Ann Weiser Cornell e Barbara McGavin (2002), foi considerada porque se baseia na premissa de que o corpo, quando apoiado, revela, por meio de suas próprias palavras, o caminho que precisa trilhar para seu próximo passo. Essa é uma técnica, uma escola fundamentada no vínculo, na presença e na segurança necessária ao encontro com o outro. Eu também sou professora dessa técnica em cursos de formação, conforme descrito no delineamento de sujeito (casos clínicos).

Assim, a união das três abordagens foi essencial para o trabalho realizado, porque a Experiência Somática® permite o trabalho com trauma no nível da fisiologia e na possibilidade de criarmos as condições que permitam ao corpo fazer as descargas necessárias à liberação do processo de traumatização. A análise junguiana, por sua vez, convida-nos ao encontro da vida simbólica, presente nas narrativas dos eventos vividos e sobre como o símbolo transporta os significados que levam à integração de conteúdos cindidos da consciência. Já a Focalização promove o diálogo entre corpo e mente, possibilitando encontrar os significados nas sensações sentidas, e, a partir desse encontro, a promoção da integração desses conteúdos também ocorre.

Todo o trabalho foi orientado para a formação e a utilização do vínculo como caminho de processamento das experiências traumáticas, e cada técnica escolhida foi utilizada de acordo com esses parâmetros, tanto em manejos específicos quanto na interação das três técnicas, conforme será relato a seguir, nos relatórios de atendimentos clínicos.

4

RESULTADOS

4.1 RELATÓRIO DOS ATENDIMENTOS CLÍNICOS

A pesquisa proposta por este trabalho foi apresentada às duas participantes, que concordaram, demonstraram grande interesse e, até mesmo, alegria com o convite para participar e fazer as sessões referentes ao processo terapêutico.

Ambas assinaram o termo de ciência e autorização de uso de sessões, assim como entregaram o relato de experiência, ao final do processo. Foi acordado com ambas, como parte do trabalho proposto, que mantivessem anotações de seus processos, para que, ao final, pudessem relatar sua experiência pessoal durante o processo, assim como os resultados alcançados. Ambos os relatos de experiência estão presentes nos anexos, os quais estão especificados da seguinte forma: Anexo 2 – relato de Anna 1, e Anexo 3 – relato de Anna 2.

Na descrição dos atendimentos, além das técnicas utilizadas, ficarão destacadas as intervenções de vínculo, demonstrando-o não apenas como algo consequente da relação terapêutica, mas também como instrumental, dentro do processo relacional. Também ficarão sublinhadas palavras que apontem atitudes de vínculo, presença e segurança.

4.1.1 Caso Anna 1 – Um milagre de Natal

Conforme descrito no item 3.2, "Sujeitos da Pesquisa", Anna 1 (sobre)viveu a uma experiência altamente traumática: o trágico evento da queda de um edifício onde ela estava com sua família.

Esse acontecimento vitimou 29 vidas, deixando três sobreviventes, sendo Anna um deles.

Eram de meu conhecimento os inúmeros tratamentos pelos quais ela havia passado e o quanto ainda sofria com os efeitos da traumatização. Mesmo sabendo que estava diante de um quadro complexo e doloroso, de um evento com imensa intensidade, carregado de inúmeras perdas e consequências, ao mesmo tempo eu observava e perguntava-me de que forma Anna 1 havia conseguido seguir adiante, mesmo carregando todos esses efeitos, dores e angústias. Que força era essa que habitava em Anna 1 e que havia lhe conferido a potência necessária para sair de debaixo dos escombros, tirando pedras com as próprias mãos? Que força era essa que havia sido capaz de suportar a dor física e dilacerante de ter as pernas esmagadas, ficar cinco meses internada no hospital e, ao mesmo tempo, ainda lidar com a perda de toda sua família? Estava eu, mais uma vez, diante do paradoxo intrigante do trauma, de carregar o terrível e o incrível da vida?

A partir desse lugar instigante, curioso e muito sensível à dor presente, iniciamos a jornada de Anna 1, que foi vivida em três ciclos de nove sessões cada.

No primeiro atendimento, pedi a Anna 1 que me dissesse o que ela tinha de expectativas em relação às sessões que faríamos e de que forma ela sentia, no corpo, essa expectativa. Era muito importante para mim, antes de mapear com mais profundidade o quadro de sintomas, identificar quais eram as expectativas e as sensações sentidas presentes, de que maneira ela gostaria de <u>ser vista</u> e como sua história precisaria <u>ser recebida</u>, pois esses elementos dar-me-iam o norte para seguir com Anna 1 e, então, conduzir o processo.

Anna 1 relatou ansiedade por mudança. Sentia, em si mesma, algo cansado de lidar há tantos anos com o acidente (25 anos, mais precisamente), com os efeitos do evento que ela denominara como "o acidente". Utilizando os manejos da Focalização do Relacionamento Interior, convidei-a a dar voz a essa sensação de cansaço para ouvirmos o ponto de vista disso nela e, com isso, pudemos ouvir o quanto esse cansaço nela carregava também uma ansiedade em querer sentir que tudo está bem agora – e desejar que ela saísse do que classificava de *"posição de vítima"*.

Assim, percebi, em sua fala, uma pressão interna importante, que deixava claro que não havia espaço interno de compreensão para aquilo que ela havia vivido; nem mesmo reconhecer a própria força lhe parecia algo bom ou potente, pois ela relatou não querer mais ser ou ser vista como "a forte que sobreviveu ao acidente". Em vez disso, ela queria voltar a reconhecer-se como um ser humano para além do evento. Ela não queria mais ser vista como "aquela que passou por tudo isso". Isso era muito importante para ela e, ao mesmo tempo, dentro dela, havia também uma espécie de voz que tinha uma característica de condenação, que apontava para uma atitude de "Você ainda está nisso? Isso já devia ter passado!".

Esses elementos informaram-me como ela queria ser vista e ouvida e, aqui, já destaco elementos de vínculo, o qual nasce e é fortalecido pela forma como somos recebidos, vistos, ouvidos e tocados. Será mais ou menos potente à medida que incluirmos essas informações e nortearmo-nos por elas na relação. Se minha cliente informa-me como não quer ser vista, isso precisa estar presente na maneira como devolverei meu olhar a ela. Isso já é, em si mesmo, um passo de intervenção.

Assim, nosso primeiro movimento foi ouvir, em profundidade, o que já estava presente. Foi muito interessante reconhecer todos os pontos daquela expectativa: o cansaço; o não querer mais ser vista como "aquela que viveu o acidente"; a pressão por mudança; o achar que já devia ter passado; o querer sentir que está tudo bem. Ao recepcionar tudo isso, pude perceber como começar o processo para que cada uma das <u>expectativas fosse considerada e ouvida</u>. Minha intenção, com isso, era que cada pedacinho dela se sentisse ouvido e considerado, a fim de podermos dar passos precisos durante o processo, sendo essas mais <u>atitudes orientadas ao vínculo seguro</u>.

Solicitei a Anna que me dissesse como ela imaginava que se sentiria caso todos aqueles desejos e todas aquelas expectativas fossem atendidos, como ela imaginava sentir-se consigo e na vida, uma vez que tudo fosse possível, e ela o experimentasse exatamente como desejava. Foi muito interessante ver e ouvir sua resposta, pois ela sabia descrever, com precisão, como seriam os estados de sentir-se bem e sem pressão interna e, quando pedi para que sentisse, em seu corpo, como era, ela, lindamente, foi experimentando sensações de soltura e de liberação, as quais começaram a manifestarem-se com pequenos tremores (descargas inespecíficas), exatamente como nos ensina a Experiência Somática®, sendo essas manifestações especialmente nas pernas, até chegar ao ponto de sentir os pés presentes e firmes no chão. Seus pés eram um dos pontos de dor mais presentes em seu histórico e foram exatamente eles que mais ficaram presentes nessa primeira sessão.

Somente após essa primeira conquista, listamos os demais sintomas e as queixas importantes de serem observadas em sua anamnese. E por que essa primeira conquista foi tão importante? Porque ela se sentiu mais segura. A segurança trouxe-lhe liberação de energia (carga). Desse modo, ao prosseguirmos agora com mais energia, ela foi descrevendo os demais quadros de desconexão com as sensações e com o corpo, as crises de enxaqueca, a ansiedade crônica, os episódios de insônia, as dores musculares, os episódios depressivos, o cansaço presente e o sentir-se paralisada na vida, como se nada andasse, nenhum projeto, nenhum objetivo; uma grande paralisia.

Após termos completado a anamnese, perguntei a ela o que de tudo isso ela sentia que era o ponto fundamental, o que mais clamava por sua atenção e o que deveria, então, estar mais fundamentalmente presente em nossa atenção durante as sessões. Sem titubear, ela respondeu: *"Sentir-se paralisada na vida, como se nada andasse, uma grande paralisia"*. Então era nisso que manteríamos nossa <u>atenção</u> e gentilmente descobriríamos como encontrar os "passos perdidos". Com um lindo sorriso, ela respondeu: *"Sim, é isso! E agora meus pés estão firmes e quentes! Nossa, como é bom sentir meus pés [...]"*.

O vínculo foi sendo formado à medida que damos <u>atenção</u>; <u>vínculo é atenção pura</u>. Por exemplo, um bebê tem um vínculo seguro formado à medida que recebe de seus cuidadores a atenção e a presença sintônicas às suas necessidades. A falta disso ou a violação disso são características de negligência e feridas no vínculo. Por isso, minha pergunta sobre que ponto dela precisava da nossa atenção foi algo fundamental.

Fora isso, esse início, com base na escuta das necessidades, foi de profunda importância tanto para a aliança terapêutica quanto para a percepção dos movimentos necessários ao processo terapêutico que se seguiria. Foi possível ouvir, tanto na escuta do corpo quanto na narrativa das palavras, a dissociação e o congelamento crônicos funcionais presentes. Era possível notar esses traços na fala baseada em racionalizações, explicações e justificativas para a forma como se sentia, na falta de contato com partes do corpo e no senso de estar paralisada na vida. Toda essa narrativa, tanto simbólica quanto corporal, apontava que seria necessário começar com o fortalecimento profundo do senso de segurança. Dessa forma, seria possível começar a diminuir as defesas internas que não permitiam o contato com sensações e emoções, já que, a partir de suas falas iniciais, havia ficado claro que havia "sentinelas internas" no caminho entre a consciência e a dor vivida. Essas sentinelas estavam congeladas no tempo e no espaço, e é natural que isso fosse assim, já que ninguém diminui suas defesas se não sentir que é seguro fazer isso, por isso, novamente, destaco o item sentir segurança. Além disso, sem o contato com o vivido, não seria possível descarregar, integrar, elaborar e liberar, sendo esses os objetivos do processo e os quais preconizam as técnicas utilizadas para isso realmente acontecer. Desse modo, a segurança era o caminho.

Foi muito importante a manifestação de primeiras descargas inespecíficas que chegaram já na primeira sessão, os pequenos tremores nas pernas que desembocaram nos pés e, então, a sensação de voltar a sentir os pés no chão. Ela me informou que seu corpo sentia alguma segurança para começar a liberar, e isso também lhe deu confiança, pois, como ela mesma notou: *"Quando posso sentir meus pés, posso voltar a caminhar"*.

Simbólica e fisiologicamente, estávamos dando literalmente os primeiros passos para a estrada de saída do congelamento. Podemos, aqui, observar uma interação interessante entres os aspectos psicodinâmicos (simbólicos) que observamos no método junguiano e os aspectos biológicos apontados pela Experiência Somática®. Esses primeiros "passos" (símbolo) trouxeram um senso de segurança para seguir nessa estrada. Esse senso tinha o efeito de ir recepcionando as cargas que seu corpo estava, agora um pouco mais confiante, começando, muito sutilmente, a liberar (Experiência Somática®).

Durante as nove sessões iniciais, todo nosso trabalho ficou orientado para lidar com os padrões dissociativos e as defesas que se apresentavam de diversas formas para afastar Anna 1 do contato com sensações e emoções. Havia muita insegurança interna em confiar que trazer voz à própria dor seria um caminho realmente "resolutivo" e, desse modo, descobriríamos um dos pontos determinantes desse senso de insegurança e desconfiança na quarta sessão desse ciclo, após já termos feito alguns avanços de descargas e de <u>acolhimentos</u> de ansiedades que chegavam uma atrás da outra, pressionando o ritmo do processo.

Anna 1 cobrava-se muito por ainda se sentir mal. Dessa forma, as sessões iniciais foram também voltadas para que ela entrasse em contato com essa sensação e com essas falas de cobrança interna. À medida que íamos acolhendo as preocupações dessa "parte" dela que a cobrava tanto, à medida que íamos <u>ouvindo</u> as preocupações dessa parte, íamos descobrindo que essa cobrança nada mais era do que um desejo imenso de Anna 1 ficar bem. Desse modo, em vez de brigarmos ou de lutarmos com essa cobrança interna, íamos, pouco a pouco, <u>acolhendo e sentindo</u> o quanto essa cobrança queria apenas ser <u>ouvida</u>. Essa atitude acabava trazendo pacificações internas, as quais iam dando espaço para sentir e recepcionar um pouco mais das cargas armazenadas no sistema nervoso e nos diversos acoplamentos de significados que vinham desses lugares. Todos esses manejos citados sobre os acolhimentos, as partes e as pacificações foram conduzidas dentro dos manejos da Focalização do Relacionamento

Interior, já ao que se refere aos padrões de subacoplamentos, isso está orientado dentro da visão da Experiência Somática®.

Foi esse caminho que nos levou a entrar em contato com um ponto crucial do tratamento na quarta sessão do ciclo 1. Nessa sessão específica, ao novamente chegar à sensação que dizia que não funcionaria, que não adiantava ficar fazendo sessão, Anna 1 teve um senso claro de que havia algo nela que não acreditava que seria ouvido. *"Ninguém jamais me ouviria"* era a frase. Assim, quando pedi a Anna 1 para tomarmos um tempo para notar como isso era sentido nela, com manejos de Focalização do Relacionamento Interior, vieram, com muita clareza, as memórias do pós-resgate, já no hospital, as quais serão relatados a seguir.

Anna 1 teve ferimentos importantes, especialmente nas pernas e nos pés, chegando, muito ferida e desorientada, ao hospital; porém já consciente e obviamente nervosa e assustada, possivelmente saindo de uma dissociação/congelamento – dissociação essa que a ajudou a suportar as nove horas embaixo dos escombros. Ela gritava e dizia que não sentia as pernas; pedia para alguém ajudá-la e ninguém respondia, ninguém ouvia sua queixa. Houve um momento de muita agitação, quando a mandaram literalmente "calar a boca", e isso, segundo ela, foi *"um grande choque"*. Ao perceber que não seria mais ouvida, calou-se.

A demora dos médicos em dar atenção às suas pernas levou à piora do quadro, e foi assim que Anna 1 teve complicações que a condenariam à amputação, a qual só não aconteceu, segundo ela, graças a outro médico que, no dia da cirurgia, disse que não a faria e que acharia uma forma de salvar suas pernas. E assim foi feito. Com tudo isso, nessa mesma sessão, descobrimos que não era de se espantar que algo, em Anna 1, acreditava e sentia profundamente que não seria ouvido e que ninguém o ouvia.

Poder ouvir isso que vinha de dentro de Anna 1, poder ouvir a dor e dar voz a ela, a dor de não ter sido ouvida e devidamente acolhida após ter passado por tudo que já tinha passado, foi de fundamental importância para o processo, pois, ao sentir que estava sendo ouvida, ao vivenciar ser ouvida, ela pôde confiar e começar a desacoplar o passado do presente. Seu corpo começou a experimentar a sensação de ter sido ouvido. Essa sessão inteira foi conduzida com manejos da Focalização para a completude da experiência desconfirmante, e isso foi realmente potente.

Outro manejo importante foi convidá-la a sentir a presença do médico que se recusou a fazer a amputação. Ao colocar a atenção na sensação de ter sido vista por ele, isso também abriu portas de confiança e de segurança e, a partir dali, começamos, a cada sessão, a liberar um pouco mais de dissociação, trazendo mais e mais contato para o corpo, para as sensações e as emoções e para o "aqui e agora".

Quando chegamos à nona sessão, percebemos que tínhamos encontrado uma estrada importante de segurança interna, a qual permitiria recepcionar mais conteúdos que agora começavam a ser sentidos. E foi assim que combinamos mais dois ciclos de nove sessões.

Nessa sessão 9, trabalhei simbolicamente dentro da perspectiva junguiana, com o número 9, referenciando os nove meses de gestação – fim e abertura de ciclo –, e foi assim que Anna 1 sentiu que poderia renascer muitas vezes em sua vida. Assim, abrirmos o portal para o ciclo 2 de sessões. Esse ciclo foi intenso, pois, uma vez diminuídas as defesas internas e, consequentemente, aumentado o cocho, que significa dizer aumento do espaço de processamento, sendo esse um conceito da Experiência Somática®, os conteúdos que estavam cindidos da consciência e do corpo agora começaram a apresentar-se. Vivenciamos, então, sessões com descargas importantes e com a visita de sensações desafiantes de medo, terror, horror, dor. Eram muitas emoções que, na maior parte das vezes, não estavam ligadas a memórias específicas e que vinham sozinhas e sem ligação específica com o evento ou com outros eventos. Isso me informava, de acordo com a Experiência Somática®, que estávamos trabalhando padrões subacoplados, que, para ficar ainda mais claro, são padrões cindidos de um "quebra-cabeça" que, aos poucos, seria montado. Metaforicamente, podemos dizer que os padrões subacoplados são pedaços de experiência que se dividiram para poderem ser assimilados parcialmente. Desse modo, ir recepcionando cada pedaço de experiência, mesmo que inicialmente de forma "desconexa", foi importante para, aos poucos, encontrarmos o todo.

Outro ponto relevante desse segundo ciclo, além de ter sido possível trabalhar mais com as sensações e as emoções, sentindo mais o corpo, é que também houve sessões que trouxeram conteúdo do presente, de seus desafios atuais e como as sensações do passado acoplavam-se ao presente. Então, para podermos ir recepcionando cada experiência exatamente como ela se apresentava, sem ficarmos tentando buscar o passado ou o acidente, a atitude foi ir acompanhando a fala do corpo, os conteúdos do presente, das sensações e das ativações, rastreando, pendulando e descarregando, sendo todos esses manejos da Experiência Somática®. Foi esse o caminho fundamental para novamente criar mais espaço interno, mais liberações e grandes integrações de energia (carga). Conforme já destacado anteriormente, é o corpo, em seu sistema nervoso, que precisa ser "informado" que o perigo passou, para, a partir disso, ser capaz de descarregar e autorregular-se. Essa é uma "informação" que precisa ser vivida e sentida para que possa ser assimilada, por isso o destaque da importância do "sentir mais o corpo".

Na sessão 8 do ciclo 2, Anna chegou a relatar que nunca havia sentido o corpo todo, não se lembrava de sentir o corpo como uma coisa só, pois sentia que *"morava na cabeça"* e tinha um senso de *"zumbi em si mesma"* (sic). Nessa sessão, ela relatou um retorno para casa e para seus contornos.

A sessão 9 desse segundo ciclo foi inteiramente orientada para o novo, que já estava presente (mais como um renascer). Nela, focamos no senso de integralidade e na sensação de maior segurança e naquilo que estava tornando possível agora o que antes não era. Foi assim que encerramos o ciclo 2 e preparamo-nos para recepcionar o terceiro e último ciclo desse processo.

Eu tinha um senso de que o terceiro ciclo levar-nos-ia para um item que, até aquele momento, não havia tido espaço no processo, e esse item chama-se <u>luto</u>. Anna 1 foi resgatada, levada para o hospital e lá ficou por cinco meses, não vivendo seu processo de perda, já que estava lutando pela sua própria vida. Fora isso, seus familiares, devastados pelas perdas, começaram a brigar para ficar com ela. Os pais de sua mãe, que haviam perdido a filha e o neto, queriam-na com eles; e os pais de seu pai, que tinham perdido o filho e o neto, queriam-na com eles também. Nessa disputa toda, para que ninguém sofresse mais, Anna 1 decidiu ficar sozinha e voltou a morar em sua antiga casa, sem ninguém. Foi assim que ela assumiu a postura do "Eu estou bem. Eu sobrevivi", e seus familiares ainda não conseguiam lidar com a dor nem a apoiar a viver a própria dor.

Fora isso, Anna 1 ouvia que não tinha pelo que chorar, pois ela precisava agradecer por ter sobrevivido. Também ouvia que não podia sofrer, pois seus pais e seu irmão "ficariam tristes por vê-la sofrer". Os diversos processos terapêuticos e as terapias pelos quais havia passado também trabalhavam com essa fala, de que ela precisava seguir adiante; pois, afinal, ela tinha sobrevivido e precisava "focar nas coisas boas". Assim, sem perceber, as tentativas dessas pessoas de fazê-la se sentir bem — sentir-se, forçosamente, um "milagre", apenas pelo intelecto, pela razão — afastavam-na mais e mais do que ela realmente sentia e isolavam-na mais e mais de si e do mundo. Esse é um exemplo emblemático de que não adianta saber algo racionalmente sem sentir isso como real. O corpo de Anna 1 não se sentia da maneira que a razão, com tantos argumentos, convocava-a a sentir.

Durante os ciclos 1 e 2 do processo, pudemos tratar de diversas feridas que se apresentaram, especialmente daquelas que Anna 1 havia sofrido física e emocionalmente, conforme relatado. Fizemos muitos processos de descargas, de reconexão consigo mesma e, com isso, encontramos novos significados em diversas instâncias; porém, nas vezes que chegávamos a uma emoção de dor pela perda da família, sempre vinha junto algo nela (linguagem da Focalização do Relacionamento Interior) que simplesmente não aceitava que ela entrasse em contato com isso. Desse modo, fomos trabalhando com esse "algo" durante o processo. Foi exatamente esse ponto e o encontro do luto que nortearam todo o terceiro ciclo.

O terceiro ciclo foi marcado por fortes emoções: Anna 1, pela primeira vez, pôde sentir indignação e raiva pelo que acontecera. Ela pôde sentir que precisava ter sido tratada de outra forma, que, certamente, precisava de apoio e precisava chorar – e chorar muito. Em uma de suas falas ela disse: "*Sabe? Agora eu percebo que não chorei nem um décimo do que eu precisava chorar [...]*", e chorar foi o que foi feito. Fomos recepcionando cada lágrima, cada tristeza, cada lamento e, ao mesmo tempo, lidando com partes dela que ainda não aceitavam completamente que ela pudesse fazer isso. A cada sessão, nós nos sentávamos — ora com o medo ou com a condenação de sentir o luto, a tristeza e o lamento, ora diretamente com o luto, a tristeza e o lamento — e as lágrimas podiam ter o espaço que precisavam.

Permitir o tempo dela para isso, respeitando cada parte que se apresentava com suas respectivas sensações e emoções, por meio de escuta profunda, foram manejos específicos de vínculo, assim como uma prosódia de voz que acompanhasse cada fala e falas de permissão, como: "Você tem todo o direito de sentir isso", "Não é de se espantar tanta dor", "Eu sinto muito" etc. Todas essas frases e o tom de voz carregam a intenção de contato que diz: "Eu estou aqui com você. Nós podemos juntas agora estar com isso em você". Essas intervenções são feitas com presença e acolhimento ao vivido. Embora essas frases sejam muito utilizadas na Focalização do Relacionamento Interior, elas estavam a serviço de manejar o vínculo no sentido de trazer senso de segurança para sentir o que precisava ser sentido. Lembrando sempre a frase de Stephen Borges: "Segurança é tratamento".

Foi nesse ciclo que a enxaqueca, o bruxismo e as dores no corpo e nos pés vieram novamente. Nesse contexto, foi muito importante ver que ela estava recepcionando todos esses sintomas sem dissociá--los. A cada sessão, ela conseguiu um a um recebê-los e lidar com eles.

Sabemos que isso não é confortável. Sentir dor não é confortável, mas, ainda assim, esse é o caminho de integração e de liberação. A cada liberação, Anna 1 sentia uma nova vitória e uma grande potência em si mesma. Ela relatava que começava a sentir gratidão e reverência ao próprio corpo por tudo que tinha feito e estava fazendo, naquele momento, em seus processos de liberação e de autorregulação.

Os mitos nos ensinam que na porta do castelo onde está o tesouro, mora um dragão, e essa fera está a cargo de proteger essa recompensa; porém, para que o herói chegue ao castelo e encontre sua riqueza, inevitavelmente ele precisará passar por esse monstro. Foi exatamente isso que fizemos no ciclo 3; porém, em vez de lutar com o dragão, oferecemos <u>escuta e acolhimento</u> a ele, e foi essa criatura que nos levou até o tesouro escondido.

Foi por meio desses símbolos, novamente dentro da perspectiva da Psicologia Analítica Junguiana, que fui conduzindo o processo de Anna 1 para, em primeiro lugar, recepcionarmos o que nela tinha medo de entrar em contato com a dor (o dragão). Outro manejo que eu utilizei, nesse ponto, foi convidá-la a olharmos para isso não como um inimigo ou obstáculo, mas sim como algo a ser conhecido. Desse modo, <u>olhamos com curiosidade, atenção e interesse</u> para isso, a fim de descobrir por que Anna 1 tinha tanto medo do que aconteceria caso ela entrasse em contato com a dor. No entanto, poder fazer contato com isso foi o que permitiu a Anna 1 saber o que de fato acontecia dentro dela, sendo esse o convite específico para checar *o que aquilo nela* não quer que aconteça, é um manejo da Focalização do Relacionamento Interior.

À medida que Anna 1 foi fazendo contato com *isso que sentia tanto medo* e que, simbolicamente, para ela, era representado pela imagem de *"[...] um lobo que me mostrava os dentes"*, ela descobriu que, na verdade, *isso nela* não queria que ela sentisse desamparo, não queria que ela sentisse que ninguém poderia cuidar dela e ser duro com ela – assim, assustá-la era a forma que *isso nela* tinha encontrado para manter a presença da mãe cuidadora e superprotetora que havia partido, o que se trata de um incrível paradoxo. Era como se essa parte de Anna 1, "um lobo que lhe mostrava os dentes", estivesse a cargo de impedir que ela nunca mais sentisse dor e desamparo e, para que isso acontecesse, ele a apertava e a assustava tanto. Quando Anna pôde acolher *isso nela*, ela <u>sentiu profunda compaixão</u> para com ela mesma e para com todos esses aspectos que habitavam nela. Com isso, o processo abriu-se para o luto propriamente dito.

Pôde-se observar, nessa sessão, uma interessante interação, entre a perspectiva simbólica do método junguiano e os manejos da Focalização do Relacionamento Interior, que orienta para a aceitação e para a compaixão como movimentos terapêuticos altamente transformadores.

Na sessão 8 do ciclo 3, entramos em contato com a sensação de não ter chorado "*[...] nem um décimo do que precisava*" e, ao fazermos isso, curiosamente apareceu uma sensação de expectativa, de <u>estar suspensa no ar</u>, de não realizar algo. Com isso, Anna 1 descobriu que ela nunca havia recebido a notícia da morte da família. À época, ela foi concluindo, por si mesma, o que havia acontecido. Quase dois meses depois do evento, ainda no hospital, foi que, durante uma visita de uma prima, ela foi perguntando e informando-se um pouco mais sobre como tinha sido, o que de fato tinha acontecido, como tinha sido o velório, o enterro etc. As pessoas à sua volta, na intenção de "poupá-la", não tocavam no assunto e a deixaram "<u>no ar</u>". Lembrando-se disso, durante essa sessão, ela pôde sentir que isso lhe que faltava. Ela sentiu profundamente que tinha o direito de saber, tinha que ter sido informada, precisava ter "realizado" a informação.

Quando Anna 1 teve contato com isso, eu lhe perguntei: "O que você sente que precisava ter acontecido?", e então ela me disse: "*Eu precisava que tivessem <u>olhado para mim</u>. Eu precisava que tivessem me falado. Eu era a maior interessada. Era minha família!*". Com isso, eu perguntei como ela gostaria de ter recebido a notícia, e ela respondeu: "*Anna 1, você sabe que houve o acidente e sua família não resistiu. Eles não resistiram. Eu sinto muito*". Eu, então, repeti a ela essas exatas palavras, cuidando da prosódia de minha voz. Depois disso, toda a emoção veio, e o choro pareceu vir de suas vísceras. Ela finalmente pôde viver e assimilar tanto quanto possível o que havia ocorrido, ela pôde "sair do ar" e viver o que de fato havia acontecido, chorar com a intensidade necessária e sentir-se <u>amparada por alguém que estava olhando para ela</u>, sendo essa uma função do vínculo.

Na sessão 9 do terceiro ciclo, tínhamos proposto o fechamento desse processo e iniciamo-lo procurando encontrar um senso corporal sobre todo o processo. Foi muito interessante observar um senso de presente, um pulso novo de sentir-se viva e, ao mesmo tempo, um senso simbólico de uma noite de Natal quando você sabe que os presentes vão chegar. Anna 1 relatou sentir um senso de receber um presente – seu próprio corpo – e, ao sentir isso, sentiu a presença de seus pais e de seu irmão, olhares de bênçãos e de orgulho, como se dissessem: *"Você conseguiu! Chegou a hora de viver sua vida!"*. Anna 1 então relatou sentir que estava vivendo um milagre de Natal!

Foi assim que finalizamos o processo, com uma sensação de completar um ciclo muito importante, de sair de um estado de congelamento para um estado de viver a vida. Combinamos novos encontros, mas agora com o caráter de acompanhamento e não mais de processo.

A seguir, destaco o último parágrafo do relato de experiência de Anna 1 após nossa última sessão desse processo:

> *Durante contatos importantes com esse grande tema de vida, fui presenteada com um senso de "milagre de Natal", quando fui levada a estar sentindo meus passos firmes no chão e minhas pernas me levando a um lugar de pura inspiração e magia. Uma chama se acendeu dentro de mim, onde cada célula pôde se iluminar trazendo o pulso da vida para o momento presente, o meu corpo, o meu universo. Pude visitar um lugar divino na presença do meu pai, da minha mãe e do meu irmão, onde eles poderão estar para todo o sempre dentro de mim. Assim, após desbravar um caminho de voltas e mais voltas, pude reencontrar minha presença divina, meu próprio milagre, de pulsar e fluir com a vida e tudo o que ela contém. (Anna 1, em seu relato de experiência)*

4.1.2 Caso Anna 2 – Uma bebê que se sentia astronauta

O caso de Anna 2 está ligado a um processo de traumatização que não se deu com um único evento, mas sim por diversos eventos que ocorreram em sua fase precoce de existência, indo desde a gestação até a adolescência. O caso de Anna 2 remete-nos a um trauma de desenvolvimento. Isso foi sendo percebido ao longo das sessões à medida que íamos dando atenção à queixa inicial.

Na primeira sessão de Anna 2, ao buscamos fazer sua anamnese, ela descreveu o seguinte quadro:

> *Desde que me compreendo por gente, como um ser humano, sempre tive medo da morte, sempre tive medo de morrer, sempre tive medo de que as pessoas que eu amo morressem [...] O medo era tamanho que diante da menor possibilidade de risco de vida, eu tratava, eu não dormia. Quando meu telefone tocava, e era do DDD da cidade dos meus avós, eu simplesmente gelava, um gelo que percorria meu corpo inteiro e fazia meu coração disparar e minha respiração ficar ofegante. (Anna 2, em seu relato de experiência)*

Essa fala de Anna 2 era acompanhada de sensações físicas presentes de frio e um gelo importante nas mãos e, principalmente, nos pés.

Anna 2 mora sozinha, e o medo presente em sua vida a levava a viver em um estado de hipervigilância e de defesa constantes. Isso a afetava de diversas formas na vida, desde decisões a avaliações de ambiente, como quando, por exemplo, ouviu um barulho na porta de seu apartamento e chamou a polícia para checá-lo, pois não conseguia sair da cama – tamanho era seu estado de pavor e de congelamento. Com a chegada da polícia, soube que era apenas o vizinho que havia errado de porta.

Esse quadro inicial já a informava de uma desregulação em seu sistema nervoso (desregulação da temperatura corporal) e paralisias de respostas de sobrevivência que não se desarmavam (hipervigilância), conforme nos ensina a Experiência Somática®.

Seu histórico de vida, descrito no item 3.2, "Sujeitos da Pesquisa", não era de todo conhecido por mim. De meu conhecimento eram os fatos de que Anna 2 havia sido criada pelos avós e que não tinha relacionamento sadio possível com a mãe, devido ao fato de a mãe manter comportamentos tóxicos com ela e seus irmãos desde muito cedo. Assim, foi o medo de Anna 2 quem narrou a história em nossos encontros. Foi o contato com o corpo, seus tremores, suas sensações de frio e sua solidão profunda que foram contando, pouco a pouco, os eventos e, mais especificamente, o que precisava acontecer para que aquele estado congelado em resposta de sobrevivência pudesse, então, dar seu próximo passo.

Assim, o trabalho com Anna 2 não foi dirigido a investigar sua história biográfica, apesar de ela trazer muitos relatos da sua própria vida. A busca era <u>ouvir</u> o que aquelas sensações todas tinham a nos dizer e como fazer isso da forma mais confortável possível, uma vez que sabíamos que entrar em contato com suas sensações aterrorizantes não era uma proposta agradável, o que novamente convoca o vínculo seguro como ambiente que pode tornar isso possível.

Adotar esse caminho foi muito importante para todo o processo, uma vez que já na primeira sessão, pude <u>ouvir</u> de Anna 2 todo seu relato sobre o medo da morte, especialmente o medo da morte de seus avós paternos. Pude ouvir também todas as explicações e as análises que ela mesma já trazia sobre si e acerca de sua história e de que maneira ela conectava os pontos disso tudo. Ela relatava o quanto se sentia forte a despeito do que havia lhe ocorrido, como ela "criara" a si mesma praticamente sozinha, de forma que isso lhe conferia uma força importante – assim como uma atitude combativa na vida. Em sua percepção, era claro reconhecer que tudo isso pelo que ela havia passado lhe potencializara a chegar a um lugar de estabilidade na vida: ter um bom salário, muitos talentos, estar se formando na faculdade de Psicologia, morar em seu apartamento – tudo isso a despeito de ter sido criada no *"interiorzão da Bahia"*, conforme ela mesma dizia, em condições bastante desafiantes e com toda a história de abandonos já relatada.

Para ela, tudo isso eram realmente grandes feitos – e de fato eram, não podemos deixar de reconhecer a incrível força que habita em Anna 2, sua capacidade de sobreviver, adaptar-se e transcender, como também era essa a forma que ela queria <u>ser vista</u>, e isso precisava ser considerado e reconhecido. Além disso, não podemos deixar de reconhecer o que não estava presente na sua narrativa, como a solidão, o desamparo, a hipervigilância e a vulnerabilidade a qualquer som que lhe tirava toda essa "forte estrutura", a ponto de fazê-la literalmente congelar. Isso não estava na ligação dos pontos da análise, e eu ouvi isso também, mesmo que implicitamente.

Assim, logo de início, isso me chamou a <u>atenção</u>. Com isso, fui orientando-me a fim de conduzir o processo para os elementos faltantes da história – em especial, o que será que esse medo, essa luta que não terminava, esses congelamentos precisavam para completarem-se? Mais do que isso: como Anna 2 poderia voltar a abrir-se para sua própria vulnerabilidade de <u>forma gentil e segura</u>? Essas foram minhas perguntas internas.

Anna 2 relatava vínculos distantes, com pouca abertura para apresentar suas fragilidades e suas vulnerabilidades. Isso também me informou que olhar para seu processo de desamparo, processo esse ainda implícito em sua fala, seria, possivelmente, nossa jornada. Pareceu-me ser desse lugar que se originava a insegurança crônica presente em toda a sua narrativa e em todas as suas sensações, porém apenas o contato com isso poderia confirmar ou não essas "hipóteses".

Assim, comecei com a pergunta a respeito do que ela imaginava que aconteceria, como ela se sentiria, uma vez que tivesse atravessado todo esse senso de medo que havia relatado, o que ela imaginava sentir. Desse modo, pedi para ela buscar uma sensação disso, como o corpo dela se sentiria quando ela pudesse sentir-se segura e não mais governada pelo medo. Nesse momento, já posso destacar os manejos orientados para o corpo que observamos tanto na Experiência Somática® quanto na Focalização do Relacionamento Interior. Posso salientar que é realmente incrível recepcionar as respostas que vêm dessas sensações, por meio do sentir. Anna 2, ao buscar o senso de como seria sentir conforme meu convite, começou a descrever um senso de segurança e de calor, um calor que, segundo suas palavras, era como estar no colo de alguém. Quando pedi a ela para sentir como era esse colo, veio a memória do colo de uma tia e depois de seus avós (os avós que a haviam criado), e ela se surpreendeu ao sentir o que essa memória lhe trazia.

Lágrimas de alívio (descargas) chegaram e um calor importante para as mãos e para os pés (que até então estavam gelados) também. Por meio de sua respiração, que se aprofundava, percebi que fizemos uma mudança de cocho. As mudanças de temperatura e padrão respiratório apontam mudanças no sistema nervoso, conforme vemos na Experiência Somática®, mudanças importantes. Também começamos a encontrar pistas de vínculo que ocorreram, mas não estavam disponíveis em sua narrativa consciente, possivelmente devido ao congelamento no medo. Outra pista para isso estava na palavra "colo": pude sentir, na fala de Anna 2, que precisaríamos "encontrá-lo".

Esse primeiro movimento de Anna 2 ensinou-me que as suas defesas estavam bastante presentes em uma identidade de ser *"[...] aquela que resolve tudo"*, que é *"[...] pau para toda obra"*, *"[...] que dá conta de tudo"*, aquela *"[...] que é forte"* (conforme suas palavras) e que, se nós fôssemos reconhecendo e criando alianças com essas forças, teríamos espaço e segurança para ir dando esse espaço de sentir mais. Desse modo, poderíamos fazer contato com os medos, as fragilidades, a insegurança e o desamparo que também eram muito presentes, porém muito banidos do contato, pois estavam na sombra de Anna 2, conforme vemos na perspectiva Junguiana.

Ficou visível que sentir o amor dos avós também trazia medo, pois sentir isso se acoplava ao medo de perdê-los; porém, havia mais sobre esse medo que ainda não sabíamos. Isso se deu devido às defesas que a ajudavam a manter-se longe do que era difícil de sentir. Assim, fazer aliança com essa força que ela sentia em si mesma, em um primeiro momento, foi o que nos auxiliou a seguir para as próximas sessões. Gostaria aqui de destacar o próprio relato de Anna 2 a respeito das racionalizações no início do processo:

> *Quando iniciei as sessões, racionalmente era como se já soubesse o que ia acontecer; afinal, depois de tantos anos convivendo com esse medo de perder os meus avós, eu sabia o que ele era, então achava que sabia tudo sobre esse medo e que ia apenas encontrar formas de lidar com ele, pois estava cada vez mais difícil habitar um existir tão comprimido e travado pelo medo, e como sempre fui muito ousada e linha de frente para tudo, nem as pessoas e nem eu reconhecia esse medo, pois, para o mundo, eu queria mostrar somente a força. (Anna 2, em relato de experiência)*

Novamente, considero importante ressaltar que reconhecer a força foi importante para que ela pudesse se <u>sentir segura</u> em seguir, pois qualquer tentativa de dizer algo do tipo: "Olha, você é forte, mas precisa entrar em contato com o outro lado" teria sido um possível naufrágio. Não poderíamos renunciar àquilo que havia lhe salvado a vida, da força que lhe conferira a incrível competência de resistir aos eventos tão desafiantes em época tão precoce da vida. Tudo precisava ser incluído, porém o paradoxo é como incluir a força sem ser definida pela força em uma identidade rígida que, até então, controlava tudo. Em outras palavras, o problema era como incluir sem excluir o outro lado. Essa era, portanto, a nossa jornada de integração de opostos, conforme nos ensina Jung.

O caminho resolutivo foi, primeiramente, começar reconhecendo essa força, porém percebendo isso como algo em si e não como a sua totalidade. Nesse momento, destaco a utilização da Focalização do Relacionamento Interior para que isso fosse possível, e foi isso o que aconteceu, pois começamos a criar contornos importantes para, a partir disso, começarmos a convidar, para as sessões, as sensações de medo e terror que a acompanhavam. A cada contato, eu fui direcionando Anna 2 a ir percebendo sua atenção ser dirigida para o contato. Eu também a convidava a informar-me como ela poderia ficar mais confortável. Minha intenção era provocá-la a pedir o que precisava, pois, devido aos traumas de desenvolvimento, Anna 2 precisava viver experiências de sentir a própria necessidade, declarar e ter atendida as suas necessidades, experiências essas que não ocorreram em seu desenvolvimento na fase precoce. Tendo isso em vista, esses treinos de habilidades, de <u>vínculo fresco e seguro</u>, precisariam existir no processo. Destaco, assim, nessas intervenções, <u>intervenções de vínculo</u>.

    Aqui está explícita a utilização do vínculo como técnica e como função. Todas essas são intervenções de vínculo. Até mesmo perguntar a ela se queria uma coberta nos pés era feito de forma que ela sentisse se sim, se não, e, após ela reconhecer a necessidade e declará-la, ela era atendida. Quando fomos para a modalidade *on-line* (devido à pandemia), eu pedi a ela que tivesse esses elementos à mão para utilizarmos quando necessário. Tudo isso tinha a intenção de oferecer essas vivências de vínculo seguro e <u>atento às suas necessidades</u>.

    Foi pelo contato com essas sensações que conhecemos o *"[...] bebê que se sentia fora da gravidade"*, *"[...] como um astronauta"*. Anna 2 relatava ver essa imagem, uma imagem bastante simbólica, e esse símbolo descrevia a sensação que ela sentia no peito, uma de muito medo, assim como um frio congelante. Houve muitas sessões que precisaram do uso de cobertor nos pés e nas mãos, para trazer um pouco mais de conforto e criar condições que a auxiliassem a sentir o que estava sentindo sem ser demais ou insuportável. Titular, pendular e rastrear a medida certa do sentir são manejos de Experiência Somática®.

    Nesse ponto, destaco um "casamento" das três técnicas escolhidas, o símbolo do bebê na perspectiva do método Junguiano, as intervenções para com o sistema nervoso, o qual falava por meio das alterações de temperatura que precisavam ser cuidadas e a Focalização do Relacionamento Interior. Com isso, promovi o encontro dos símbolos que vinham das sensações sentidas, <u>tudo isso amparado com manejos de vínculo</u> orientados para encontrar quais eram as necessidades que vinham de toda essa manifestação, tanto física quanto simbólica.

    Desse modo, a cada sessão, esse símbolo (bebê) foi mudando de imagem (significado): o primeiro era isolado no espaço; depois, tinha um fio de conexão (igual ao fio que liga o astronauta ao foguete);

depois, estava dentro da gravidade; até que na sessão 9, incrivelmente a sessão 9 parece ser um marco de ciclo em ambos os casos, uma sincronicidade como nos ensina Jung, nessa sessão específica, Anna 2 <u>sentiu esse bebê em seu colo</u>, o que foi a grande "virada do processo". Parecia termos encontrado o "colo" ou a experiência desconfirmante (tecnicamente falando).

Na perspectiva da Psicologia Analítica Junguiana, esse acompanhamento do símbolo que carrega seu próprio significado possibilita que ele mude e integre-se, mais especificamente quando ele se refere à sensação sentida no corpo, conforme preconizam a Focalização e a Experiência Somática®. Dessa forma, são criadas as condições de integração, conforme pudemos observar.

Anna 2 sentiu, a partir do <u>contato</u> com esse bebê, que ele era, na verdade, ela mesma; que ela era um símbolo dela bebê e, ao se reconhecer nessa bebê, teve contato com toda a sensação de não ter tido contato com nada, nem com ninguém, e essa era a experiência desconfirmante. Ela percebeu, não apenas racionalmente, a profunda dor de desamparo e de não pertencimento que carregava e pôde dar-se conta de que seu sistema de defesa, sabiamente, havia criado toda a distância dessa dor – porém a dor ainda estava lá, e agora ela poderia estar com isso nela da maneira como isso nela precisava estar. Foi quase uma sessão toda vivenciando esse "colo a essa bebê" da maneira que essa precisava sentir, sendo esse manejo de Focalização do Relacionamento Interior e Experiência Somática®. Nessa sessão, destaco as descargas que vieram em forma de lágrimas de alívio.

Gostaria de destacar também a questão da distância, pois acho importante descrever que levou tempo entre a sessão quando Anna 2, pela primeira vez, teve acesso à imagem do bebê até a sessão quando ela se reconheceu como sendo essa bebê, sendo essa uma parte dela mesma. Esse tempo foi profundamente <u>respeitado</u> e, em nenhum momento, esse significado foi ofertado a ela em uma atitude interpretativa, ela mesma o encontrou em seu relacionamento interior. Assim, destaco a importância de Anna 2 ter tido apoio e suporte durante o processo terapêutico, para seguir, na velocidade que o processo pedia, (necessidade) e para encontrar seus próprios significados sem interpretações vindas de fora do contato com isso.

Outro ponto que destaco é sobre a sabedoria do corpo em suas incríveis respostas de sobrevivência, em especial os processos de dissociação e de congelamento, pois, no caso de Anna 2, podemos refletir sobre como seria possível uma bebê resistir a tanto desamparo se não fosse essa incrível capacidade? Assim, novamente incluir tudo como fazendo parte tornou-se algo importante. Porém, agora, era preciso encontrar a oportunidade de sair desse estado de hipervigilância, de ativação e descongelamento — o qual, certamente, auxiliou-a a suportar o insuportável — mas que, naquele momento, já não se fazia mais necessário. Ela era grande, era adulta (uma vez que sobreviveu), estava no tempo presente e tinha as condições de recepcionar essa "bebê e de voltar para casa" e, com isso, sair dessa dissociação. A partir disso, várias portas dessa história foram abertas, revelando o que estava por detrás delas.

A primeira porta que se abriu foi compreender, de forma mais profunda, do que realmente se tratava o medo da morte dos avós e da morte em si. A seguir, transcreverei essa compressão pelas palavras de Anna 2:

> À medida que as sessões foram acontecendo, muitas coisas começaram a se desvelar. Cada sessão era como um mergulhar em um mundo desconhecido, mesmo sendo esse mundo eu mesma, e o medo, que para mim se referia ao medo de os meus avós morrerem, contava mais sobre minha desconexão com vida, mas, como assim? Logo eu, que passei a vida inteira achando que eu era a mais conectada de todas. Ao entrar em contato com tudo que foi se desvelando, compreendi que tiveram partes em mim que precisavam se desconectar para dar conta do existir, e isso explica muita coisa, explica o "furacão" que sempre fui, tudo intenso e rápido. Assim, não dava muito tempo de sentir, porque sentir doía. As pessoas pareciam me amar mais sendo eu "furacão", sendo "pau para toda obra", então era melhor ser assim do que olhar para o medo, olhar para a minha fragilidade. E o que tudo

> *isso tem a ver com o medo de os meus avós morrerem? Bem, só agora, narrando em palavras, compreendi que não era o medo de os meus avós morrerem; era o medo de perder não só o único referencial de família, mas de perder aqueles que me acolheram, mesmo sendo eu uma bebê frágil, desnutrida e tão cheia de complicações. Era medo de perder aqueles que escolheram me amar, escolheram cuidar de mim. E mesmo sendo tão pequena, o cuidado não era algo frequente. Assim, acho que uma parte minha temia por: "se eles morrerem, morrerá junto o único amor incondicional que recebi, mesmo tendo sido esse amor, por vezes condicionado". Era medo de me sentir desconexa do amor e do pertencimento novamente [...]* (Anna 2, em relato de experiência).

Fiz a opção de colocar trechos de seu relato de experiência, pois eles retratam, de forma muito precisa, o que foi sendo vivido e assimilado em Anna 2 à medida que ela ia fazendo contato com o medo. Com isso, nós íamos, a cada sessão, sentindo e liberando, sentindo e liberando e, a cada sessão, havia uma nova imagem que se formava a partir da sensação sentida. Para isso, destaco novamente o "casamento" das três técnicas escolhidas.

Junto a essa compreensão profunda, Anna 2 foi tendo de volta, e com maior profundidade, o contato sentido com o amor dos avós que, mesmo com limitações, criaram-na com amor e cuidado. Sim, houve falhas, mas houve também muito amor, e ela não só reconheceu isso como se apropriou disso durante o processo. Vale destacar que sua relação com os avós continua cada vez mais forte, com declarações constantes desse amor de ambas as partes, algo muito bonito de se ver. Anna 2 ainda compartilhou comigo algumas dessas trocas e senti-me muito honrada com essa partilha, por ver o quanto ela estava desfrutando desse vínculo <u>por meio do contato</u> e não mais governada somente pelo medo.

Pudemos perceber, ao longo do processo, que até mesmo amá-los com mais profundidade ou receber o amor deles era difícil para Anna 2. Isso se devia ao medo dela de perdê-los. Porém, no momento em que ela conseguiu acolher "essa bebê desamparada" em si mesma, desacoplar os significados que estavam misturados, ela vem encontrando novas formas de viver essa relação.

É preciso compreender o que quero dizer com desacoplar significados, sejam eles sentidos ou psíquicos. No caso de Anna 2, considero importante explicar que o medo que ela vivenciou de morrer em época tão precoce de vida, o medo provocado pelo desamparo e pelo abandono negligente da mãe e do pai, existiam nela até os dias atuais, porém fora da consciência. A maneira como esse medo, esse desamparo, e todas suas derivações apareciam na consciência dela era nessa projeção da possível morte dos avós e do próprio medo da morte em si, conforme vemos na perspectiva junguiana. Assim, desacoplar os significados do passado e do presente só aconteceu quando ela sentiu e acolheu o que precisava ser sentido e acolhido e, principalmente, isso que nela sentiu que pertencia (especialmente na sessão em que ela sentiu essa bebê em seu colo) foi possivelmente o fator fundamental que permitiu essa grande transformação no todo, nesse ponto, a partir de manejos da Experiência Somática® e da Focalização do Relacionamento Interior.

Houve outra derivação importante no processo de Anna 2. Além da relação com os avós, ela conseguiu dar limites à relação com a mãe, começando a reconhecer <u>quando dizer "sim" e quando dizer "não"</u> sem se maltratar por isso, começando a se apropriar dos aprendizados de reconhecer, de nomear e de declarar suas necessidades, intervenções de vínculos já destacas na descrição de seu processo terapêutico. Também houve uma abertura importante na relação com namorado. Em uma sessão, ela teve a sensação de poder ser amada como era sem precisar ser a forte ou qualquer outra coisa para que isso fosse possível. Esses grandes marcos informaram-nos que o processo havia se concluído com êxito.

5

DISCUSSÃO

O que seria da vida sem os traumas? O que seria da existência sem os desafios que convocam a capacidade de sobreviver e de adaptar-se? Seria possível uma vida na qual não houvesse trauma e, caso existisse, como ela seria?

Talvez a ideia de uma vida sem desafios, sem traumas, seja algo muito distante da realidade e da consciência do quanto nós crescemos e do quanto nós nos desenvolvemos por meio deles. Além disso, já está provado não existir uma vida sequer que não seja tocada pelo desafio, pelo trauma, e, por isso, talvez a pergunta seja outra.

A pergunta talvez seja: Será possível uma vida na qual o trauma com consequente traumatização não seja a sentença de uma vida?

Essa talvez seja a grande pergunta, sendo ela, possivelmente, a questão que mais nos convoque a encontrar respostas e meios para que isso, um dia, quem sabe, torne-se possível; afinal, já se sabe hoje que a traumatização (traumas não curados) está na base dos transtornos mentais das mais diversas ordens, assim como no desenvolvimento de doenças psicossomáticas, autoimunes e de diversos comportamentos destrutivos e violentos do ser humano.

Então, "libertar" àqueles que vivem presos em uma traumatização talvez seja o grande ponto, o que, consequentemente, também nos convoca a encontrar os meios que tornem isso possível. Por causa disso, precisamos discutir sobre o trauma, sobre a traumatização, sobre a cura e sobre tudo aquilo que está envolvido nesse processo e que possa facilitar e oportunizar essa nova vivência.

Pudemos observar, tanto na revisão teórica quanto nos relatos dos casos atendidos, os impactos determinantes que a presença de uma figura empática tem sobre uma experiência de trauma para um desfecho de traumatização ou não, seja durante ou depois do evento.

Assim, procuramos evidenciar que a função terapêutica precisará encontrar essa referência empática para que o trabalho com trauma possa tornar-se bem-sucedido e oportunizar ao indivíduo que sofre com os efeitos da traumatização a chance de restaurar, reparar, resgatar o que de si mesmo foi perdido e clama ser encontrado por meio dos chamados que existem em cada sintoma e em cada dor.

Como defende Stephen Porges a respeito da segurança ser o tratamento — frase destacada na justificativa deste livro — e sendo observados os dados aqui descritos, definitivamente o vínculo torna-se o protagonista do processo terapêutico. O vínculo, portanto, não é apenas um elemento que acontece no processo.

Peter Levine trouxe, por meio de seus estudos e da criação da Experiência Somática®, uma preciosa visão sobre o trauma, colocando a experiência da traumatização para além dos eventos vividos. Desse modo, ele nos apontou caminhos que nos levam a enxergar que ter vivido um trauma não é o que o define, não é o que determina a traumatização, mas sim o que não foi possível completar-se, restaurar-se e retornar à correnteza de autorregulação do corpo, sendo esse o ponto crucial que determinará o desfecho da vivência de um trauma. Jung, por sua vez, descreve o processo de individuação como a jornada da alma em direção à completude e, para que isso ocorra, ele aponta os diversos enfrentamentos, os processos contínuos de tensão e, então, a integração de opostos para que esse processo de individuação seja realizado.

Conforme descrito no caso Anna 1, ter vivido o evento do desabamento do prédio foi algo terrível, com certeza de ordem extraordinária, e, mesmo com essa carga elevada, ela relatou, em suas sessões, que o mais difícil, o mais dolorido, o que mais a devastara não havia sido o evento em si e as nove horas durante as quais havia lutado por sua vida, mas sim o que ela chamava de *"falta de humanidade"* em relação ao seu período de hospitalização e recuperação. <u>Não ter sido vista</u>, especialmente <u>não ter sido ouvida</u> e <u>não ter sido acolhida</u> pelos próprios familiares, que, infelizmente, começaram a brigar para ficar com ela, sem conseguirem estar de fato com ela da maneira como ela precisava, foi o mais devastador de tudo.

Nesse ponto, fica muito evidente que Anna 1 não sofreu a traumatização única e exclusiva pelo evento do desabamento, mas sim pelo que ocorreu após o evento. Conforme nos fala Levine: "Trauma não é o que acontece conosco, mas o que guardamos internamente na ausência de uma testemunha empática".[8] A não escuta dos profissionais de saúde que atenderam Anna 1 não só a traumatizaram como possivelmente agravaram seus ferimentos. É sabido que, no caso dela, a demora em olharem para o que ela relatava sobre as pernas havia levado o quadro à necrose, o que, consequentemente, poderia resultar em uma cirurgia de amputação. Nesse ponto, quero destacar novamente a questão do vínculo, objeto de estudo desta obra.

A falta de vínculo levou Anna 1 ao quadro de quase perder as pernas, além de ter criado um estado de congelamento que permaneceu presente por todos esses anos. Todo esse quadro levou Anna 1 a um estado de preparação para a morte, que é o último estágio de congelamento. Ela relatou, a respeito da cirurgia de amputação, que sentia que não resistiria à cirurgia, porém houve uma intervenção que mudaria toda história, a qual foi uma intervenção de vínculo, de contato e de empatia. No dia da cirurgia, entrou um médico na sala que, ao se inteirar de todo o quadro, recusou-se a operar Anna 1 e garantiu que não a deixaria perder mais nada. Esse médico olhou para Anna 1, lutou por ela, ficou ao seu lado, despertando o vínculo e, graças a isso, e à incrível força de Anna 1, ela não só manteve suas duas pernas como ainda conseguiu recuperar seu andar – o que diziam a ela ser impossível.

Esse é um dos exemplos que demonstra o que é ter alguém com você, junto a você diante da dor, e como isso é um fator determinante de travessia e de cura propriamente dita. Há outros fatores dessa história a serem observados, tanto no que se refere ao congelamento e à dissociação quanto à presença e ao vínculo que retornarei adiante.

No caso Anna 2, a falta de vínculo seguro, no início da vida, foi determinante para um aprendizado em sua fisiologia sobre estresse

---

[8] Fala do professor Peter Levine, durante o curso de formação em Experiência Somática da Associação Brasileira de Trauma e Foundation for Human Enrichment na aula de 23 de maio de 2015 em Salvador.

e medo condicionado, uma verdadeira dificuldade, inabilidade de sair desses estados de ativação. Observamos que ela ter sido entregue a pessoas que lhe ofertaram uma melhor qualidade de vínculo mais seguro, oportunizou a ela que esses estados de ativação não tenham sido seus únicos aprendizados de desenvolvimento. Assim, mais uma vez, o vínculo aparece como um mediador dos traumas e de seus desafios. Esse fato, na vida de Anna 2, deu-lhe as condições de crescer, desenvolver-se e, agora adulta, encontrar uma nova incubadora relacional para que esses antigos padrões disfuncionais pudessem mudar.

Feitas essas considerações de ambos os casos, destaca-se então a necessidade de o terapeuta conhecer sua própria capacidade de tocar nessas cargas e nessas emoções para poder ouvir e identificar o que de fato precisa acontecer dentro do processo terapêutico, a fim de que os processos inacabados, incompletos ou quebrados possam ser completados e, então, o paciente curar-se.

Essa necessidade foi apresentada nos dois estudos de caso e convergem para a importante citação de Levine:

> A sintonia biológica postural também é a base para a "ressonância terapêutica" que é fundamental para que se possa **ajudar as pessoas a se curar de traumas**. Um terapeuta que não tenha consciência de como seu corpo reage (isto é, ressoa) ao medo, à raiva, ao desamparo e à vergonha em outra pessoa não será capaz de conduzir seus pacientes através do rastreamento de suas sensações e ajudá-los a navegar de forma segura pelas águas às vezes traiçoeiras (embora terapêuticas) das sensações traumáticas (LEVINE, 2012, p. 51, grifo nosso).

Conforme citação, conduzir os pacientes por meio do rastreamento de suas sensações e ajudá-los a navegar de forma segura pelas "águas do trauma" é a tarefa do terapeuta. Isso deve ser feito a partir da consciência do terapeuta sobre si e do ciclo de respostas ao perigo que ele já enfrentou em sua vida e que testemunhará no relato de seus clientes.

Para ilustrar isso, a Figura 1 permite a compreensão, com maior profundidade, da teoria sobre traumatização até aqui observada e a experiência vivencial de Anna 1.

Figura 1 – Ciclo de resposta ao perigo

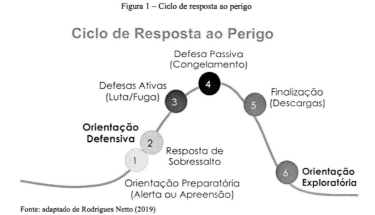

Fonte: adaptado de Rodrigues Netto (2019)

Na Figura 1, vê-se uma representação do que vivemos em nossa fisiologia, no sistema nervoso, para respondermos aos desafios da vida, sejam esses pequenos ou grandes.

Assim, quando o indivíduo encontra-se em um estágio antes do número 1 da Figura, ele está em momentos em que é possível sentir-se relaxado, explorando o ambiente, ou descansando, em estado basal de equilíbrio homeostático. No caso Anna 1, ela estava dormindo (descansando), estava em estado anterior ao estágio 1 da Figura 1.

A partir do evento, assim que Anna 1 ouviu o barulho do estalo do prédio, ela viveu os estágios 1, 2 e 3 muito rapidamente, pois ela relatou que chegou a pular da cama e chegar perto da porta (uma possível preparação para fuga), e isso nos informa que houve uma ativação imensa de estágio 3. Porém, com a queda do edifício, essa fuga não se completou, não foi vivida e, então, ela entra em congelamento/dissociação, tanto pela alta carga gerada pelo evento quanto pela quantidade de ferimentos e de dores insuportáveis que ela experimentaria caso não estivesse com o organismo sendo mediado pelas respostas de congelamento e dissociação.

Outra característica que nos informa que Anna 1 viveu todos esses estágios até chegar ao estágio 4 do ciclo de resposta é o relato de sentir *"calma e paz"* nos momentos de recuperação de consciência, enquanto *"aguardava ser achada"*. Essa calma e essa paz são características de estados endorfinados de preparação para a morte e voltarei a isso a seguir. Ana 1 teve vários momentos de perda de consciência e tem apenas *flashbacks* das nove horas em que ficou debaixo dos escombros que também são características do estágio 4.

Conforme podemos ver na Figura 1, há alta elevação da carga de energia (linha laranja da figura). Toda essa carga de ativação está presente no corpo; porém, no caso da luta e da fuga ficarem impedidas, toda essa energia presente no organismo continuará crescendo sem ter para onde ir. Com isso, entramos no estágio 4 (Resposta de Defesa Passiva), que é uma resposta de congelamento de dissociação. Isso acontece para o organismo buscar a autorregulação e impedir que ele continue a produzir uma ativação sem fim, ou seja, o próprio organismo começa a orquestrar congelamento e dissociação, exatamente como ocorreu com Anna 1.

Até o item 3, as respostas são orquestradas pelo sistema nervoso simpático, e, a partir do estágio 4, temos uma ativação do sistema nervoso parassimpático. Ele chega em "socorro", para, por meio do congelamento e da dissociação, encontrarmos meios de suportar o insuportável e de resistir ao evento de alta ameaça à vida. A Figura 2 ilustra como acontece essa coativação dos dois ramos do sistema nervoso: simpático e parassimpático.

Figura 2 – Gráfico do estresse acumulado

Figura 2 – Gráfico do estresse acumulado

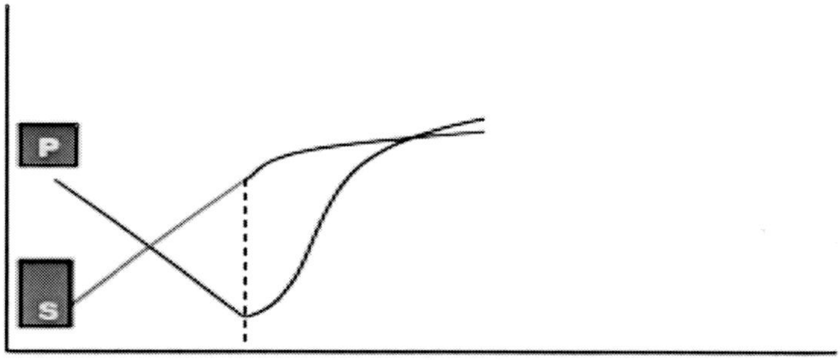

Fonte: Levine (1977)

Fonte: Levine (1977)

Na Figura 2, vê-se a linha vermelha representando a mediação do sistema nervoso simpático, que se refere às respostas ativas, e a linha azul, representando o sistema nervoso parassimpático, o qual exerce uma função de regulação para baixo no organismo. Ambas as linhas orquestram os processos autorregulatórios, porém, quando há uma situação de ameaça à vida, ocorre uma coativação de ambos os ramos, em uma tentativa de sobreviver ao evento.

Explicitando mais o estágio 4, é nele que temos uma grande liberação de endorfinas já citada e que, basicamente, anestesiam nosso corpo para sermos capazes de suportar, resistir e para manter vivo nosso funcionamento visceral. É também nesse estado que vemos os estados de choque ou relatos de pessoas que não se lembram de como dado evento aconteceu ou de sentirem que estavam assistindo o que estava acontecendo de fora do corpo, entre outros fenômenos. Novamente, vemos esses relatos no que Anna 1 viveu durante o soterramento.

Então, temos aqui a grande questão da traumatização: se, mesmo vivendo algo assim, com uma alta ativação dessas proporções, se a pessoa consegue escapar, sobreviver e encontrar meios, suporte e apoio necessário para conseguir liberar e descarregar toda essa ativação vivida, ela retornará ao estado de equilíbrio basal e homeostático, conforme vemos nos itens 5 e 6 da Figura 1, ou seja, a pessoa completará todo o ciclo. Desse modo, podemos dizer que ela viveu um trauma, mas que não houve traumatização. No entanto, caso isso não ocorra, ela viverá uma cronificação dessas respostas, já que ela terá um desvio crônico do sistema regulatório de seu nível homeostático, o que continuará a atuar nessa coativação cronificada (Figura 2), porque as curvas de descargas nos estágios 5 e 6 (Figura 1) não desceram.

No caso de Anna 1, então, a traumatização possivelmente instalou-se no momento em que ela estava começando a sair da resposta de congelamento que a manteve viva durante as nove horas de soterramento. O evento que Anna 1 viveu ocorreu rápido demais, sem lhe dar tempo para lutar ou para fugir, o que não quer dizer que o corpo não tenha gerado a carga para lutar ou fugir, já que isso aconteceu, porém não se completou. Relembrando o que já foi descrito, ela se lembra de ouvir o estalo do prédio, de ter pulado da cama e, na sequência, de já estar soterrada. Dizia quase não ter memória das horas que havia passado embaixo dos escombros, mas, quando esteve consciente, lembra-se de sentir paz e tranquilidade — então, novamente, ela estava em um estado característico dos estados endorfinados, os quais são mediados pelo sistema nervoso parassimpático vago dorsal.

Foi assim que ela resistiu e, por isso, temos a resposta de dissociação e congelamento como um grande aliado da vida. Essa compreensão também nos remete à fala contundente e necessária de Rodrigues Netto (2016), o qual aponta que viver uma experiência traumática não é o mais terrível da vida. Esse terrível é não conseguir sair dessa experiência, pois, quando algo de nós não retorna à nossa totalidade após viver um trauma, perdemos um pouco da vida que em nós habita, conforme foi possível observar nos relatos de atendimentos.

Ainda sobre Anna 1, ela resistiu durante as nove horas e, ao chegar ao hospital, sua agitação demonstrava o começo da saída do estado de congelamento. Os gritos que estavam chegando seriam, possivelmente, o começo das descargas e, caso ela tivesse recebido o suporte e o apoio necessários para poder chorar, gritar, tremer e o que mais o corpo precisasse fazer para liberar a carga congelada/dissociada até aquele momento — o que tinha a função de fazê-la resistir, mas não ficar lá para sempre — possivelmente teríamos outros desfechos para o quadro. Ela inclusive relatou ter tremido muito durante o curto trajeto de helicóptero até o hospital. Obviamente, seria necessária a presença de uma figura empática, a fim de ajudá-la a conter a experiência e com o intuito de transmitir segurança a ela, com o objetivo de que ela pudesse sentir o que estava sentindo. Porém, o que ocorreu ao chegar ao hospital, conforme descrito, foi uma interrupção das respostas de descargas ao mandarem-na "calar a boca". Nesse contexto, a interrupção foi como uma nova agressão para alguém sem as possibilidades de defender-se (lutar/fugir). Então, com todo esse quadro, podemos dizer que sua devastação teria sido de outra ordem caso, naquele exato momento, houvesse uma intervenção com vínculo seguro, conforme vimos na descrição da intervenção descrita por Peter Levine no relato de seu atropelamento:

> A importância da ajuda tranquila da pediatra delicada foi enorme. **Sua presença não invasiva, expressa no tom sereno de sua voz, em seus olhos suaves, toque e aroma, me deu a sensação necessária de segurança e proteção para que eu permitisse que meu corpo fizesse o que era preciso e eu sentisse o que precisava sentir**. Ao mesmo tempo, meu conhecimento a respeito do trauma e o apoio de uma pessoa calma e tranquila possibilitaram que as reações involuntárias, fortes e profundamente restauradoras, emergissem e completassem seu ciclo (LEVINE, 2012, p. 27, grifo nosso).

Podemos notar, novamente, que a presença de outro indivíduo na formação de um elo seguro é um fator determinante tanto durante como depois da experiência traumática, mas não foi isso o que aconteceu com Anna 1. Obviamente, não é possível afirmar que não haveria nenhuma devastação ou traumatização em Anna 1 caso ela tivesse recebido esse suporte, sabendo o que se sucederia depois com os familiares. No entanto, com a possível descarga, mesmo que parcial, de toda aquela carga de energia, de todo o terror vivido — o qual estava preso no organismo naquele momento, quando ela começava a sair do congelamento — sem a violenta interrupção do que ela vivera, possivelmente os danos vividos seriam de outra ordem, e, desse modo, Anna 1 viveria com maior espaço sua recuperação e assimilação do evento. Como bem lembra-nos Levine:

> Os sintomas traumáticos não são causados pelo acontecimento desencadeador em si mesmo. Eles vêm do resíduo congelado de energia que não foi resolvido ou descarregado; esse resíduo permanece preso no sistema nervoso onde pode causar danos a nosso corpo e nosso espírito. Os sintomas a longo prazo, alarmantes, debilitantes e frequentemente bizarros do TEPT[1] se desenvolvem quando não podemos completar o processo de entrar, atravessar e sair da "imobilidade" ou do estado de congelamento. Contudo, podemos descongelar ao iniciar e incentivar nosso impulso inato para retornar a um estado de equilíbrio dinâmico (LEVINE; FREDERICK, 1999, p. 31).

Para trabalharmos essa situação, durante todo o trabalho terapêutico com Anna 1, além de utilizar a Experiência Somática®, em especial no que se refere a completar as respostas e as descargas necessárias, utilizamos a linguagem simbólica com base na abordagem junguiana, para o contato com as sensações e os seus significados, o que contribuiu, de forma muito significativa, com a produção dos passos necessários. Além disso, a Focalização do Relacionamento Interior foi de fundamental importância, pois, nessa técnica, o que buscamos é encontrar, por meio das sensações sentidas no corpo, a fala que precisa ser ouvida e o tipo de relacionamento que aquele lugar do indivíduo precisa para dar o próximo passo. Porém, todas essas técnicas e seus manejos só foram possíveis porque Anna 1 sentiu-se segura no processo para poder fazer contato com todo esse conteúdo e para poder viver, no relacionamento com alguém, os elementos faltantes da experiência, como, por exemplo, ser ouvida. Anna 1 precisava completar uma resposta sendo ouvida. Isso foi uma intervenção de vínculo muito importante, a qual ofereceu as resoluções de completude e de integração que as técnicas descrevem, mas não apontavam como um manejo. Assim, a própria escuta profunda do que precisa ser completado já foi, por si mesma, um manejo. Posso aventar a hipótese de que se eu, como terapeuta, tentasse completar uma descarga ou uma resposta de sobrevivência inacabada, sem ouvir primeiramente o que de fato precisava ser completado, dificilmente conseguiria alcançar o resultado que o processo pede e necessita para sua autorresolução, como vimos nos casos relatados.

Outro ponto importante do processo de Anna 1 foi que ela não recebeu a notícia do falecimento da família, o que a deixou *"no ar"*. Foi seu processo que nos informou que ela precisava ouvir isso e a maneira como precisava ouvir isso. Esse passo inteiro foi revelado pelo processo, já que não teria como eu, enquanto terapeuta, pressupor isso como um passo de completude e de consequente descarga a partir das lágrimas do luto não processado. Novamente, vemos aqui intervenções específicas com base no vínculo para que as técnicas e os manejos possam ocorrer, serem aplicados.

No livro *A aceitação radical de tudo*, Ann Weiser Cornell defende que o elemento fundamental para a cura é a presença que oferece o relacionamento adequado ao vivido. Em sua publicação *The Focusing Student's and a Companion's Manual – Part 1* (*Manual de Focalização de estudantes e companheiros – Parte 1*), Cornell conta que Eugene Gendlin (criador da Focalização) defendia:

> O que essa "borda" ("limiar") precisa, para produzir os passos de mudança, é apenas algum tipo de contato ou de companhia não intrusiva. Se você for lá com sua consciência e ficar lá ou voltar para lá, isso é tudo de que precisa; isso fará todo o resto por você" (CORNELL, 2002, p. 53, tradução nossa).

A borda a que Eugene se referia é a percepção sentida do corpo a respeito do vivido, à qual ele deu o nome de *Felt Sense* (GENGLIN, 2006, p. 29).

Todas as três técnicas apresentadas neste estudo estavam a serviço de criar um relacionamento com o vivido, por meio de um vínculo seguro. Fazer isso possibilitou encontrar não só o que faltou na experiência desconfirmante –– como vimos na descrição de Badenoch (2016) ––, como também o que precisava ser vivido para que a experiência fosse completada, a fim de que a cliente saísse do estado de paralisia e de congelamento que havia sido descrito por ela.

Também foi assim que descobrimos que Anna 1 precisava ter sido ouvida e realizar o luto. Precisava, além disso, liberar as respostas de sobrevivência presas em seu sistema nervoso, e tudo isso de maneira sentida e vivencial. E para que tudo isso fosse possível, o senso de sentir-se segura seria o ambiente que tornaria isso possível, e, por isso, a função terapêutica do vínculo foi determinante e fundamental para a construção desse senso de segurança.

Discutindo agora o caso de Anna 2, ele se mostra ser ainda mais contundentes a respeito das questões de vínculo e como a função do terapeuta será uma função de reparentalização para além dos *scripts* relacionais disfuncionais trazidos da história prévia da cliente, conforme defende Rodrigues Netto (2016):

> [...] trauma de desenvolvimento é trauma de relacionamento. Todo ser humano nasce dependente, mais do que qualquer outro mamífero, de um cuidador que lhe assegure as necessidades mínimas de sobrevivência.

Ela acrescenta que é a qualidade dessa relação inicial que estruturará as emoções, a fisiologia, os impulsos e o tipo de relação que o indivíduo estabelecerá ao longo da vida.

Assim, o caso Anna 2 não será descrito pela Figura 1 anteriormente analisada. O caso dela não será visto a partir da perspectiva de atravessar as respostas do ciclo de resposta ao perigo, desde o estágio 1 até o estágio 6, pois o processo de traumatização de Anna 2 ocorreu devido ao trauma de desenvolvimento, na relação de apego inseguro com seus cuidadores, e não um trauma episódico, como observamos no caso Anna 1. Essa é uma diferença importante do trabalho com trauma de desenvolvimento, que é o caso de Anna 2, e o trabalho com trauma episódico, que é o caso de Anna 1.

A respeito do caso Anna 2, vale observar que, no início da vida, a grande tarefa do bebê é estabelecer vínculos e, se o bebê tem um vínculo seguro, ele vai aprender acerca de segurança, autorregulação e corregulação. Se o bebê não tem um vínculo seguro, ele aprende acerca de medo condicionado. O vínculo seguro proporcionado pelo cuidador é aquele orientado para a relação sintônica com as necessidades do bebê. O cuidador sintônico é aquele que oferece a atenção necessária aos cuidados com o bebê, ouvindo suas necessidades e atendendo a elas até que o bebê, ao longo de seu desenvolvimento, aprenda e incorpore as capacidades de autonomia e de cuidados de si mesmo.[9]

Se observarmos dois bebês, um que tenha tido o vínculo seguro e um que não, antes da exposição a uma situação de perigo, o bebê que teve o vínculo seguro, quando adulto, verá que a ativação que chega a seu sistema nervoso eleva a carga no sistema, porém é amortecida pelo aprendizado do senso de segurança que vem do aprendizado do vínculo precoce. A incorporação desse senso de segurança, de autorregulação pela corregulação, é registrada no sistema nervoso. Assim, o sistema nervoso dele sobe e encontra esse aprendizado, e essa habilidade desenvolvida no vínculo é que consegue ajudá-lo a relaxar esses níveis autonômicos e, conforme vimos, as pessoas que não tiveram um vínculo inicial sólido com um primeiro cuidador e, por isso, carecem de base de segurança, são muito mais vulneráveis à vitimização e à traumatização (LEVINE, 2012, p. 66).

No caso do bebê, ou, futuramente, do adulto que não teve esse aprendizado na fisiologia, quando está diante de uma ameaça, seu

---

[9] Fala da professora Liana Rodrigues Netto, durante o curso de formação em Psicotraumatologia Junguiana do Instituto Junguiano da Bahia e Fundação Bahiana para o Desenvolvimento das Ciências, na aula de 25 de abril de 2020.

sistema nervoso subirá em níveis astronômicos, porque ele não tem nada que traga esse amortecimento, esse rebaixamento. Se a criança pôde incorporar a referência de vínculo seguro, ela incorporou o aprendizado em seu sistema nervoso de *down regulation* (regulação para baixo) diante da exposição ao estresse. Se a pessoa não teve isso, ela vai precisar aprender a fazê-lo dentro de um processo terapêutico ou por meio da incubadora de outros vínculos seguros estáveis e consistentes ao longo do tempo.[10]

Conforme vimos na descrição do caso de Anna 2, ela chegava a experimentar congelamento apenas com um barulho na porta e/ou por ver, no telefone, o DDD de sua cidade Natal e, além disso, tinha alterações importantes na fisiologia, com alta ativação (isso nos informa sobre uma alta ativação do sistema nervoso). Tudo isso se refere a seu histórico de experimentar abandono e desamparo em fase muito precoce da vida. Desse modo, começar a completar o aprendizado de segurança, ou ao menos iniciá-lo, era a tarefa do seu processo terapêutico.

Rodrigues Netto (2016) deixa bem evidente, em sua defesa, que não existe terapia para questões de desenvolvimento que não passe pelo **vínculo como técnica** e pela reparentalização. Vale ressaltar que reparentalização não significa ser mãe ou pai do cliente (essa talvez seja uma possível confusão a respeito de transferência e de contratransferência neurótica), mas sim uma função diretamente ligada à construção de novos e frescos *scripts* relacionais na incubadora do vínculo. O processo terapêutico precisará incluir treinos de habilidades e encontros que oportunizem a formação desse vínculo seguro não vivido no tempo quando era para ter sido vivido. Assim, esse é o ponto da traumatização, pois, conforme vimos, a traumatização informa-nos de algo que não se completou e não se uniu à integralidade. No caso de Anna 2, não foi um trauma episódico que mudou a vida, mas, sim, uma ausência de contato, de um vínculo necessário ao seu desenvolvimento. No caso dela, foi a negligência que oportunizou a não completude e a ativação sem

---

[10] Cf. nota 9.

regulação, sendo então o congelamento e a dissociação as únicas saídas possíveis para um bebê sobreviver nessas condições.

Um bebê não tem a capacidade de lutar e de fugir ativamente devido à sua precocidade e por não ter literalmente aprendido nem se desenvolvido motoramente para isso. Desse modo, a ele não resta outra saída a não ser essa. De novo, podemos ver as respostas de sobrevivência, de dissociação e de congelamento como grandes aliados da vida. No entanto, se Anna 2 tivesse ficado por mais tempo nessa condição, devido à sua vulnerabilidade de bebê, e por ser a resposta de congelamento e dissociação algo feito para ter fim, se o pai adotivo não a tivesse entregado para cuidadores que realmente ofertassem a ela um vínculo mais seguro, dificilmente Anna 2 teria sobrevivido. Seus avós literalmente salvaram a vida dela, já que deram a ela a oportunidade de crescer e de seguir adiante. No entanto, os efeitos desses eventos tão difíceis, e em fase tão precoce, permaneciam congelados em seu corpo, o que era demonstrado nas reações de ansiedade e no frio congelante que ela sentia e tinha nas mãos e nos pés, além de toda a simbolização do bebê astronauta que Anna 2 relatou em seus atendimentos. Assim,

> [...] a renegociação dessa fase requisita uma terapia focada no vínculo e na educação da capacidade psicofisiológica de regulação, principalmente no que diz respeito ao aprendizado da 'desativação' dos estados de alta carga, disparados no sistema nervoso em face de situações adversas (RODRIGUES NETTO, 2016, p. 136).

Por isso foi tão importante trabalhar primeiramente com as defesas e com as racionalizações, as quais eram atributos da personalidade de Anna 2 e que foram construídas, nas bases, na dissociação, para, a partir disso, acessar a experiência visceral presente no corpo dela e liberar o terror do desamparo vivido.

Anna 2 está consciente de que terá, ao longo da vida, sua atenção orientada para a construção de vínculos seguros que lhe proporcionem o aprofundamento dessas habilidades. Uma vez que ela escolheu como carreira a Psicologia, com sua especialização orientada para as abordagens fenomenológicas, ela está muito bem assessorada e consciente de sua jornada.

Anna 1 está especializando-se no trabalho terapêutico com luto. Ela já é voluntária no mesmo hospital no qual passou todos os eventos descritos e acompanha pessoas em fase terminal. Ambos os casos demonstram-nos o poder do crescimento pós-traumático, o qual nos fala dessa capacidade incrível do indivíduo que integrou o trauma de colocar-se a serviço de outras vidas, o que é um dos fatores mais tocantes do incrível paradoxo do trauma e da traumatização.

> Sofrer uma experiência traumática não é o terrível da nossa biografia: o trauma é uma experiência intrínseca à vida, e a força propulsora para o nosso desenvolvimento, um convite à criação de recursos resilientes e aos impulsos formativos da personalidade. Portanto, viver um trauma não é o equivalente a uma subsequente traumatização, como demonstram os estudiosos do Crescimento Pós-traumático (Nemeroff *et al.*, 2006). **O terrível da vida está em não ter a chance de reparação.** (RODRIGUES NETTO, 2016, p. 130, grifo nosso)

Se o terrível da vida não é viver um trauma, mas sim não ter oportunidade de repará-lo, conforme defende Liana Netto, que nós possamos, como profissionais orientados ao trabalho com trauma, ser agentes que propiciem essas oportunidades a todos aqueles que foram devastados pelo trauma, de forma que não sejam essas as sentenças de suas vidas, mas sim oportunidades de um belo florescer de crescimento pós-traumático.

É possível uma vida sem trauma? Acredito que não. É possível uma vida sem traumatização ou quando isso ocorrer ser possível sairmos dele? Esse é meu desejo.

6

CONCLUSÃO

De acordo com os estudos de caso realizados com Anna 1 e Anna 2, e por meio da revisão de literatura feita sobre o tema deste livro, foi possível demonstrar, com sucesso, a função do vínculo e de seus impactos como determinantes no trabalho com trauma.

Revisitando os conceitos explicitados, pudemos, por meio da investigação proposta, demonstrar que viver uma experiência de trauma não é uma condenação a uma consequente traumatização. Isso ocorre porque o que determinará uma traumatização e seus diversos desfechos clínicos é não encontrar recursos e/ou caminhos, seja durante ou após a experiência de trauma, que possibilitem viver a experiência, processá-la e, então, liberá-la, sendo o vínculo com alguém seguro um recurso fundamental para essa possibilidade.

Uma vez que foram identificados os fatores que determinam a traumatização, foi possível observar e evidenciar que pessoas que vivem experiências de trauma podem ter um quadro de traumatização presente ou até mesmo agravado devido à falta de uma figura empática e presente que proporcione vínculo seguro para a travessia da experiência de trauma. Isso, inclusive, foi explicitado tanto na literatura revisada quando nos estudo feito sobre os dois casos de traumatização apresentados.

No caso de Anna 1, foi relatado que ela não pôde vivenciar as descargas necessárias à sua autorregulação, o que, possivelmente, deve-se ao atendimento que recebeu dos profissionais após o acidente. Além disso, foi identificada a impossibilidade de ela vivenciar seus processos de luto tanto por falta de apoio quanto de suporte para isso. Esses dois fatores foram fundamentais para impedi-la não só de absorver o trágico evento da queda do edifício que vitimou sua família quanto de lidar com ele. No caso de Anna 2, foi demonstrado que a falta de vínculo seguro, em idade precoce, foi o fator determinante para o quadro de ansiedade apresentado. Também foi demonstrado, em ambos os casos, que a presença de vínculos seguros oportunizou a travessia parcial dos desafios vividos por ambas as clientes. Cito como evidência disso, no caso de Anna 1, ela ter sido apoiada pelo médico que cuidou de suas pernas, em uma atitude vinculante e empática à sua dor; já no caso de Anna 2, quando ela recebeu uma qualidade de vínculo mais seguro a partir dos cuidados recebidos dos avós adotivos, os quais permitiram a ela crescer e desenvolver-se sem ter sua vida ameaçada por negligência básica.

Tendo isso em vista, foi possível evidenciar que da mesma maneira que o desamparo (falta do vínculo) pode ser um fator que determine a traumatização, será o amparo o caminho para a saída dela. Isso nos leva para o processo terapêutico no trabalho com trauma, o qual, de forma direta, aponta-nos para a necessidade da construção de um vínculo seguro que crie as condições de amparo e de ambiente seguro favorável ao processamento dessas experiências e, então, à saída da traumatização. Ficou comprovado que o senso de segurança é o que possibilita o processamento de experiências traumáticas e que o vínculo seguro é o que pode oportunizar senso de segurança no processo terapêutico.

Explicita-se, assim, que a função do vínculo, seus impactos determinantes no trabalho com trauma e os fatores que determinam a construção desse vínculo e o manejo dele têm função técnica dentro do processo, tanto no que se refere à escuta e à presença (a exemplo de intenções de voz, olhar e acompanhamento empático), quanto a treinos de habilidades, a fim de que as clientes identifiquem, nomeiem e declarem suas necessidades. Por meio desses manejos, foi possível haver o encontro e a completude das respostas de sobrevivência presas e perdidas no tempo e espaço perceptivo de ambas as clientes que passaram pelo processo.

Também é importante ressaltar que ficou demonstrado que essa função exige do terapeuta o trabalho interno de seus próprios padrões de vínculo para que ele se torne eficiente e preciso em seus manejos e em suas intervenções. Retornarei a esse ponto, com mais detalhes, no item de autoavaliação desta conclusão.

A partir dos resultados obtidos com ambas as clientes, observou-se, então, que, ao se criar um ambiente de segurança para o processo terapêutico, por meio da qualidade de vínculo gerado e dos manejos dele, foram obtidas as condições necessárias para o processamento dos resíduos de experiência traumática. Isso foi possível também por meio das técnicas utilizadas com sucesso, o que se deve a essa presença do ambiente seguro criado pelo vínculo.

Conclui-se, então, que ambas as clientes, Anna 1 e Anna 2, sentiram a segurança necessária para recepcionar o que havia sido cindido, quebrado e não se completado em seus organismos devido às experiências traumáticas prévias vividas. Aqui, novamente destaco que essa segurança foi construída por meio do vínculo gerado e da atenção dada a ele, ficando evidente que o processo é mais ou menos eficiente e até mesmo bem-sucedido com a presença desse fator.

6.1 AUTOAVALIAÇÃO

A autoavaliação diante do que expus até aqui me remete a uma citação de Jung, que sempre me faz lembrar o tamanho do desafio que é ser terapeuta e colocar-se a serviço do trabalho com trauma:

> Todo psicoterapeuta não só tem o seu método: **ele próprio é esse método.** *Ars totum requirit hominem* (A arte exige o homem todo) diz um velho mestre. O grande fator de cura na psicoterapia é a personalidade do médico — essa não é dada a priori; conquista-se com muito esforço [...]. As teorias são inevitáveis, mas não passam de meios auxiliares (JUNG, 2013, p. 199, grifo nosso).

Defender como pesquisa que o vínculo é um fator determinante para o processo terapêutico bem-sucedido coloca a função de presença e de entrega do terapeuta em um lugar para além da técnica, em um lugar mais orientado ao que ele mesmo, o terapeuta, está disposto a se qualificar como indivíduo para isso.

Eu não consigo enxergar uma terapia que não convoque do terapeuta o que essa brilhante citação de Jung tem nos ensinado. Quando reconheço o trabalho aqui realizado, não vejo como possível recepcionar tudo que foi recepcionado nos processos por mim conduzidos sem meus encontros prévios com aquilo em mim que é dor, que é trauma, que é medo, desamparo, congelamento e tudo mais que se refere ao meu trabalho interno pessoal, assim como também pudemos ver no Mito de Quíron, o mito do curador ferido.

Por isso, as técnicas que escolhi para este trabalho estão fundamentadas nesses valores e nesses princípios, pois todas elas estão orientadas ao reencontro do que em si foi perdido em um caminho contínuo de integração e de crescimento. Sendo assim, como seria possível propor uma jornada como essa sem conhecer a estrada? É nessa estrada que busco guiar-me e seguir diante de meus próprios encontros e reencontros de mim, para, a partir desse lugar, estar a serviço daqueles que, como eu, são peregrinos de tornar o trauma não uma sentença de vida, mas sim uma mola propulsara de saltos mais altos do que poderíamos imaginar sem sua visita.

Destaco também a imensa importância das supervisões e das reflexões ao longo do processo, além de meu processo terapêutico pessoal, o qual ocupa especial importância em toda essa jornada descrita, em especial com a chegada da pandemia de covid-19. Esse período elevou consideravelmente a carga de estresse de todos os envolvidos, sendo necessário, para mim, aumentar a consciência e a quantidade de trabalhos internos, a fim de, de forma resiliente, oferecer minha presença a serviço do trabalho proposto.

6.2 LIMITAÇÕES DA PESQUISA

Considero uma limitação para esta pesquisa o fato de haver pouca literatura a respeito da função técnica do vínculo dentro do processo terapêutico, sendo ele mais do que algo que se cria na relação, já que é um ato constante para que esteja a serviço do processo. Há muitos estudos sobre vínculo e seus efeitos reguladores, mas há pouca orientação do modo como utilizá-lo de maneira consciente e técnica dentro do processo. Fala-se muito da formação do vínculo terapêutico, mas não se explicita a forma de criá-lo, cultivá-lo e utilizá-lo.

Outro fator de limitante é ter sido utilizado o estudo de apenas dois casos clínicos relacionados ao vínculo como função. Uma amostra maior possivelmente traria ainda mais dados e resultados, os quais aumentariam a qualificação científica da conclusão até aqui apresentada.

Percebo que é fundamental que sejam multiplicadas e aprofundadas as investigações a respeito do vínculo como função dentro da prática clínica e dentro de intervenções de profissionais da saúde, em especial socorristas, médicos, enfermeiros, psicólogos, terapeutas e demais profissionais que, de alguma maneira, tornam-se presentes na cena do trauma, seja durante ou depois do evento, pois, como vimos, aqueles que estão presentes dentro da cena do trauma terão forte impacto para o seu desfecho. Por fim, encerro este livro novamente destacando a necessidade do trabalho interno do terapeuta para a execução dessa função com eficiência e maestria, para que seja possível compreender ainda mais os efeitos positivos e transformadores do vínculo no trabalho com trauma.

RELATO DE EXPERIÊNCIA DE ANNA 1

<u>Relato sobre todo o processo</u>: após vivenciar um acidente, no qual perdi minha família e precisei lutar pela minha própria vida e, em muitos momentos, resistir a dores físicas insuportáveis e dores emocionais por falta de humanidade no meu período de hospitalização e recuperação, busquei o auxílio de uma técnica terapêutica que me auxiliasse no processo de retorno à vida. Foi assim que conheci a Focalização do Relacionamento Interior e fui presenteada com o convite de ser acompanhada, nessa busca, pela minha querida professora Cecilia.

O início do meu processo foi marcado por uma narrativa de muita resistência aos fatos passados e vivenciados. Isso ocorria com um alto grau de intensidade, havendo perdas em meus vínculos, na minha própria identidade e na minha vontade de viver.

Meus dias eram preenchidos por tarefas, procedimentos técnicos de trabalho, auxílio à família, por meio de um alto grau de controle e por sinais e sintomas, como enxaquecas recorrentes, dores no pé, dores e tensões generalizadas no corpo. Além disso, eu me sentia uma vítima da vida e das circunstâncias e entendia que era isso que eu vim passar aqui nessa existência, como um carma ou um débito de vida a ser vivenciado até esta vida ter seu fim.

Os meus primeiros contatos, nas sessões, foram sentidos por mim como se fossem uma retomada ao corpo e sua reintegração no que chamo de senti-lo em sua totalidade. O que era algo apenas material e consertado, após minha recuperação do acidente, agora era algo que eu podia sentir fazendo parte do meu sistema integral: corpo, mente, coração e espírito.

Foram sessões, muitas vezes, doloridas e, ao mesmo tempo, com proteção e segurança proporcionadas pela terapeuta. Isso foi me permitindo chegar mais perto das feridas ainda abertas e, nesses momentos, meu corpo inteiro doía, mostrando-me o quanto ele estava vivo e precisando de atenção. Por muitas vezes, eu me perguntava se estava fazendo o correto para minha busca "de volta para casa". Quando pausava a atenção, percebia o quanto algo dentro de mim se sentia feliz e leve por estar sendo olhado, acolhido e reintegrado. Porções em mim foram se apresentando. A cada sessão, pude estar ao lado delas de uma maneira tão especial, sincera, curiosa, acolhedora e desprovida de qualquer julgamento de certo ou errado. Essa visão de poder estar com tudo em mim, sem necessidade ou demanda de fazer algo ou dar um rótulo, foi me tornando mais tranquila, leve e presente na vida.

Em algumas sessões, quando a escuta interna estava mais atenta e presente, foi muito especial poder vivenciar situações não vividas durante meu período de trauma, quando não pude dar conta da carga do momento. Isso se refletiu, com o passar do tempo, na diminuição considerável dos meus níveis de dores e de tensões no corpo, na redução da enxaqueca e na melhora na convivência familiar e social.

Com o passar do tempo, o processo foi se tornando orgânico em mim e eu me tornei mais presente, com emoções e sentimentos vividos a cada instante. Percebia-me bem menos reativa com as pessoas e com as situações as quais me desafiavam. Normalmente, qualquer fato desafiador ou não que pedisse um pouco mais de energia para ser processado, resolvido ou apenas vivido, era simplesmente um desencadeamento de pânico e de desespero.

Hoje, de posse do meu "Ser", é possível contemplar emoções vindas e processos desafiadores, além de vivenciar momentos de alegria de uma maneira tão real e verdadeira comigo mesma. Tanto meu olhar quanto o meu relacionamento interior permitem-me estar com qualquer coisa. É possível ser um continente para minha história passada e presente e, a partir disso, consigo dar atenção ao meu processo de viver a vida com propósito. Com isso, deixo de ser movida pelas emoções, mas deixo-me ser movida pelo meu próprio senso de direção interno. Agora, posso dizer que estou realmente viva!

<u>Relato enviado após a última sessão</u>: minha vida foi marcada por uma grande ruptura de vínculos — vínculos viscerais, como meu vínculo com minha mãe; vínculo de admiração pura, como era o vínculo entre meu pai e eu; vínculo de alegria, amizade e diversão, como o vínculo com meu irmão. Além de vínculos externos, como o da minha família, meu vínculo interno, meu próprio mundo interior e minha identidade com meu "Ser" foi congelada, quebrada, fragmentada após um drástico acidente, no qual o prédio em que estávamos ruiu e não sobrou nada além de caliças, destroços, 29 corpos e apenas três sobreviventes.

Aos 19 anos de pura jovialidade, beleza e sonhos, eu me via em uma cama de hospital, sem sentir minhas pernas, com muita dor e buscando algo para me trazer alguma referência do que eu havia me tornado ou do que me tornaria. Eram poucas notícias sobre o fato, sobre meus amados familiares e sobre o que havia acontecido com minhas pernas e minha saúde.

Em um primeiro momento, a dor física era tão grande que sobrepujava a falta de notícias sobre meu pai, minha mãe e meu irmão e do que havia ocorrido com eles. Por outro lado, havia momentos em que algo muito particular em mim sabia que eles não haviam suportado o desastre e vieram a falecer e parecia que eu estava perdida em um espaço no além, buscando a presença deles e, com isso, eu saía completamente da realidade material da vida, havia um algo desejando estar junto a eles. Meu corpo já não era um corpo integral. Ele era composto por pequenos fragmentos ou porções de dor, abandono, tristeza, desespero, como também de força, esperança e determinação.

Essa grande ruptura de vínculos desestruturou o que eu chamo de viver a vida ou estar viva, desempenhando atividades ou propósitos para ela. Eu me vi muito determinada a sair do hospital e alcançar uma melhora da minha condição física, de voltar aos estudos na universidade e de construir um plano com meu atual marido. Foi essa porção de mim que superou expectativas e rompeu limites da medicina como um milagre. Além de voltar a caminhar e ter minhas pernas integradas ao meu corpo — eu, por muito pouco, quase fiquei sem elas, pois estive na mesa de cirurgia para uma possível amputação de ambas. Só tive uma segunda chance quando um outro médico entrou no centro cirúrgico para avaliar meu caso e colocou-se firmemente ao meu lado, refletindo uma presença atenciosa e eficaz dentro de seu papel tanto de médico como de ser humano. Depois disso, eu me formei na universidade, casei e tive duas maravilhosas filhas.

Ao mesmo tempo que havia toda essa força que me mantinha dentro de um percurso de existência, havia uma porção na qual eu não era capaz de reconhecer sua existência. Essa porção minha começou a querer aparecer após uns sete anos, aproximadamente, depois do acidente, quando eu me enxerguei como uma perfeita zumbi, cheia de dores físicas e emocionais e de síndromes diversas de desespero e de desconexão com meu entorno e com minhas referências de orientação. Minha existência era composta de um limite a partir da pele para fora e da minha mente para fora, não havendo uma conexão com o restante do meu corpo e com meu interior. Eu era afetada por tudo que vinha de fora e agia segundo instintos de sobrevivência vindos da minha mente. Em resumo: era uma reação atrás da outra, enquanto eu me defendia, de forma instintiva, dos ataques do mundo de fora.

Esses momentos, com o passar do tempo, após uma linda caminhada bem particular e solitária de busca para me reencontrar como ser humano, foram me redirecionando para meu mundo interno. Fui buscando terapias, estudando livros de desenvolvimento pessoal e emocional e compartilhando companhias inspiradoras, porém sempre existia um "lobo" selvagem que me fazia sentir-me insegura e com muito medo de trilhar essa jornada.

O êxtase da minha jornada de encontro comigo mesma veio a partir de um olhar curioso para todas as minhas sensações e emoções contidas dentro do meu corpo. Elas me orientaram para um relacionamento preciso com minhas experiências vividas, com tudo que foi quebrado, desassociado ou congelado no tempo, para que fosse possível suportar o insuportável. Em cada encontro com uma parte exilada das minhas experiências, houve momentos de alívio ou de regulação, mas, muitas vezes, também foram momentos doloridos. Em outros encontros, eu pude finalmente viver o que não foi vivido ou sentir o que não foi sentido no passado, durante minha história de trauma e de lutos.

Desse modo, meu "lobo" foi deixando de ser minha sombra pesada e terrível e foi se tornando meu protetor e minha força propulsora. Com as práticas de relacionamento interior, fui aprendendo, de uma maneira acolhedora e muito atenciosa, a orientar-me e a estar com meu corpo e sua história contida. Meu corpo foi se tornando cada vez mais inteiro e, com isso, tornando-se mais vivo e pude iniciar um processo de sentir a vida pulsando em cada célula. Aprendi a estar com desafios de uma maneira mais resiliente e eficaz. Desse modo, mais espaço foi sendo criado em meu sistema, e, a partir disso, pude tornar-me mais inteira para viver a vida e não apenas ser levada por ela.

Durante contatos importantes com esse grande tema de vida, fui presenteada com um senso de "milagre de Natal", quando fui levada a sentir meus passos firmes no chão e minhas pernas levando-me a um lugar de pura inspiração e magia. Uma chama acendeu-se dentro de mim, onde cada célula pôde iluminar-se, trazendo o pulso da vida para o momento presente, para o meu corpo, para o meu universo. Pude visitar um lugar divino na presença do meu pai, da minha mãe e do meu irmão, onde eles poderão estar para todo o sempre dentro de mim. Assim, após desbravar um caminho de voltas e mais voltas, pude reencontrar minha presença divina, meu próprio milagre de pulsar e de fluir com a vida e tudo o que ela contém.

RELATO DE EXPERIÊNCIA DE ANNA 2

Desde que me compreendo como gente, como um ser humano, sempre tive medo da morte, sempre tive medo de morrer, sempre tive medo de que as pessoas que eu amo morressem. Esse medo era tamanho que diante da menor possibilidade de risco de vida, eu travava, eu não dormia... Quando meu telefone tocava, e era do DDD da cidade dos meus avós, eu simplesmente gelava, um gelo que percorria meu corpo inteiro e fazia meu coração disparar e minha respiração ficar ofegante. Aos poucos, fui notando que, mais do que medo da morte, eu tinha medo de que os meus avós paternos morressem. Parte minha sabia que esse medo era legítimo por eles serem meu único referencial de família e por terem me criado quando minha mãe deu-me para eles mesmo sendo adulta e independente. Para mim, se eles morrerem, o que seria de mim? Essa pergunta fez parte da minha vida inteira e foi ela que me fez querer estudar sobre o luto, pois pensava que, se talvez eu compreendesse como funciona a perda (como se nunca tivesse perdido) e os manejos para passar por um processo de perda, eu sofreria menos. Descobri, com isso, que sofria ainda mais, pois, a cada novo conhecimento, o corpo reagia, preparando-se e experimentando como se não fosse no dia. Desse modo, eu nunca estava no presente, mas sempre no futuro.

Quando iniciei as sessões, racionalmente era como se eu já soubesse o que iria acontecer; afinal, depois de tantos anos convivendo com esse medo de perder os meus avós, eu sabia o que ele era, então eu achava que sabia tudo sobre esse medo e que ia apenas encontrar formas de lidar com ele, pois estava cada vez mais difícil habitar um existir tão comprimido e travado pelo medo. Como eu sempre fui muito ousada e linha de frente para tudo, nem as pessoas e nem eu reconhecia esse medo, pois, para o mundo, eu queria mostrar somente a força. À medida que as sessões foram acontecendo, muitas coisas começaram a serem desveladas. Cada sessão era como um mergulhar em um mundo desconhecido, mesmo sendo esse mundo eu mesma, e o medo que, para mim, referia-se ao medo de os meus avós morrerem, contava mais sobre minha desconexão com a vida, mas... como assim? Logo eu que passei a vida inteira achando que eu era a mais conexa de todas. Ao entrar em contato com tudo que foi se desvelando, compreendi que tiveram partes em mim que precisavam se desconectar para dar conta do existir, e isso explica muita coisa, explica o "furacão" que sempre fui, tudo intenso e rápido, pois assim não dava muito tempo de sentir, porque sentir doía. As pessoas pareciam me amar mais sendo "furacão", sendo "pau para toda obra", então era melhor ser assim do que olhar para o medo, olhar para a minha fragilidade.

E o que tudo isso tem a ver com o medo de os meus avós morrerem? Bem, só agora, narrando em palavras, compreendi que não era medo de eles morrerem, era o medo de perder não só o único referencial de família, mas de perder aqueles que me acolheram mesmo sendo eu uma bebê frágil, desnutrida e tão cheia complicações. Era o medo de perder aqueles que escolheram me amar, escolheram cuidar de mim, mas mesmo eu sendo tão pequena, o cuidado não era algo frequente. Desse modo, acho que parte minha temia por isto: se eles morressem, morreria com eles o único amor incondicional que recebi, mesmo tendo sido esse amor, por vezes, condicionado. Era medo de me sentir desconexa do amor e do pertencimento novamente.

Olhar para esse medo ensinou-me mais sobre o medo de viver do que de morrer. E o que mudou? Mudou que, diante do acolhimento para tudo que se apresentava ao longo das sessões, eu pude ir criando um espaço interno, no qual, inicialmente, a existência era, ao menos, suportável. Depois, com o passar das sessões, esse espaço foi ganhando outra forma, e eu vi que era bom habitar em mim, mesmo com os medos e tudo mais que em mim habitava, foi possível criar um espaço no qual eu me tornei mais gentil comigo, consegui transcender com estruturas rígidas do meu funcionamento, ser capaz de me abraçar e de me acolher, mesmo nos dias mais nebulosos. Meus pés, que sempre foram frios e gelados, como os pés dos mortos, voltaram a aquecer, ganharam vida. O meu dormir ganhou nova forma. Agora, eu durmo abraçando a mim mesma. E em todas as noites e em todos os amanheceres, esse autoabraço virou um ritual. Aprendi e venho me permitindo exercer cada vez mais o limite, o poder de dizer "sim" e de dizer "não" sem ter que me sentir mal porque a resposta nem sempre é a que o outro deseja. O medo, esse, às vezes, ainda me faz algumas visitas, mas já não me controla mais.

PS: as sessões ajudaram-me muito mais do que a apenas conhecer meu medo e suas estruturas de funcionamento, elas me ajudaram a voltar para a vida e aconteceram em um momento providencial, pois não sei como teria sido passar por essa pandemia sem tudo que você me ajudou a construir"... OBRIGADA!

REFERÊNCIAS

BADENOCH, B. **The heart of trauma** – healing the embodied brain in the context of relationships. New York: W. W. Norton & Company, 2016.

COMITÊ BRASILEIRO DAS LIGAS DO TRAUMA – CoBraLT. **O que é trauma?** [s.l.; s. n.], [20--]. Disponível em: http://cobralt.com.br/o-que--e-trauma/. Acesso em: 15 out. 2020.

CORNELL, A. W. **Focusing in clinical practice**: the essence of change. EUA: W W Norton, 2013.

CORNELL, A. W. **La aceptación radical de todo**. Chicago: Mikey Welsh, 2002.

CORNELL, A. W.; MCGAVIN, B. **The focusing student's & companion's manual**. Califórnia: Calluna Press, 2002. part one.

FOUNDATION FOR HUMAN ENRICHMENT (FHE). **Experiência somática**: a cura do trauma. Módulo: nível iniciante. São Paulo: Colorado, 2007.

GENDLIN, E. T. **Focalização** - uma via de acesso à sabedoria corporal. São Paulo: Gaia, 2006.

HENDRICKS, M. N. Um grupo de focalização: modelo para um novo tipo de Processo Grupal. **Small Group Behavior**, [s. l.], v. 15, n. 2, p. 155-171, 1984.

HOGENSON, George. Analytical Psychology. **International Association for Analytical Psychology (IAAP)**. Zurich, [20--]. Disponível em: https://iaap.org/jung-analytical-psychology/analytical-psychology/. Acesso em: 25 out. 2020.

JUNG, C. G. **A natureza da psique**. Petrópolis: Vozes, 1984.

JUNG, C. G. **A prática da psicoterapia**. 16. ed. Petrópolis: Vozes, 2013.

JUNG, C. G. **O homem e seus símbolos**. 6. ed. São Paulo: Nova Fronteira, 1984.

LEVINE, P. A. **Uma voz sem palavras**: como o corpo libera o trauma e restaura o bem-estar. São Paulo: Summus, 2012.

LEVINE, P. A.; FREDERICK, A. **O despertar do tigre**: curando o trauma. 4. ed. São Paulo: Summus, 1999.

LEVINE, P. A. **Accumulated stress graphic, reserve capacity and disease**. Thesis (Ph.D.) – Department of Medical and Biological Physics, UC Berkeley, 1977.

MONTEIRO, M. **Do apego ao cuidado**: implicações do vínculo afetivo na perspectiva clínica. 2010. Disponível em: https://www.redepsi.com.br/2010/01/28/do-apego-ao-cuidado-implica-es-do-v-nculo-afetivo-na-perspectiva-cl-nica/. Acesso em: 25 out. 2020.

MONTEZELI, J. H. *et al.* Enfermagem em emergência: humanização do atendimento inicial ao politraumatizado à luz da teoria de Imogene King. **Cogitare Enferm.**, Curitiba, v. 14, n. 2, p. 384-387, 2009.

PASSOS, S. F. S. Resiliência, regulação e grupo: primeiros socorros para equipes de emergência. *In*: ROSSI, C. P.; RODRIGUES NETTO, L. (org.). **Práticas psicoterápicas e resiliência**. São Paulo: Scortecci, 2013. p. 11-355.

PORGES, S. **Teoria polivagal**: fundamentos neurofisiológicos das emoções, apego, comunicação e auto-regulação. Rio de Janeiro: Senses Aprendizagem e Comunicação, 2012.

REMEM, Rachel Naomi. **Helping, fixing, serving**. [*s. l.; s. n.*], 1999. Disponível em: https://www.mentalhealthsf.org/wp-content/uploads/2020/01/HelpingFixingServing-by-Rachel-Remen.pdf. Acesso em: 17 nov. 2020.

RODRIGUES NETTO, L. Trauma e renegociação na perspectiva do desenvolvimento. *In*: ROSSI, C. P. *et al.* (org.). **Diálogos estendidos com a Experiência Somática (SE®)**. São Paulo: Scortecci, 2016.

ROSS, G. **Do trauma à cura**: um guia para você. São Paulo: Summus, 2014.

ROSSI, C. P. *et al.* (org.). **Diálogos estendidos com a Experiência Somática (SE®)**. São Paulo: Scortecci, 2016.

ROSSI, C. P.; RODRIGUES, L. N. (org.). **Práticas psicoterápicas e resiliência**: diálogos com a Experiência Somática. São Paulo: Scortecci, 2013.

SHARP, Daryl. Jung Lexicon: a primer of terms & concepts. **Psychceu**. [s. l.], 1991. Disponível em: https://www.psychceu.com/jung/sharplexicon.html. Acesso em: 08 out. 2020.

STEIN, M. **Jung**: o mapa da alma. 5. ed. São Paulo: Cultrix, 2006.

VÍNCULO. *In*: DICIO: dicionário online de português. Porto: 7Graus, 2020. Disponível em: https://www.dicio.com.br//. Acesso em: 27 out. 2020.